Carlsson **GRAZING**

Sonja Carlsson

GRAZING

Die tierische Diät

7 Mahlzeiten am Tag
und trotzdem
abnehmen

IRISIANA

IRISIANA

Bibliografische Information Der Deutschen Bibliothek
Die Deutsche Bibliothek verzeichnet diese Publikation in der deutschen Nationalbibliografie; detaillierte bibliografische Daten sind im Internet über http://dnb.ddb.de abrufbar.

Umschlaggestaltung: Zembsch' Werkstatt, München
Produktion: Maximiliane Seidl
Satz: EDV-Fotosatz Huber/Verlagsservice G. Pfeifer, Germering
Druck und Bindung: Huber, Dießen
Printed in Germany

ISBN 3-7205-2402-7

INHALT

VORWORT

Was ist »Grazing«? Was können wir von Kühen, Pferden und Schafen lernen?

»Grazing« kommt aus dem Englischen und heißt übersetzt »grasen, (ab)weiden«. Der Begriff meint das gemütliche Grasen der Weidetiere auf der Wiese. Sie fressen den lieben langen Tag Gras und andere Wiesenpflanzen (kein Mastfutter!), schlendern über die Weiden, schlafen oder dösen vor sich hin und grasen dann wieder ein bisschen. Wenn wir von »glücklichen Kühen« reden, weiß jeder, was damit gemeint ist: gesunde Tiere, grüne Wiesen, gesundes Futter, eine gesunde Umwelt, frische Luft, Bewegung und ein stressfreies Leben. Tiere, die auf der Weide leben, werden während der Weidezeit nicht fett. Fett setzt sich erst an, wenn die Tiere zurück in den Stall müssen. Dies hat mehrere Gründe, zwei besonders wichtige sind die fehlende Bewegung und die fehlende Freiheit beim Fressen bzw. der starre Rhythmus der Nahrungsaufnahme, die nunmehr an feste Fütterungszeiten gebunden ist. Die Tiere im Stall haben keine Wahl mehr: Sie müssen das fressen, was der Bauer ihnen vorsetzt. Dann kommt natürlich auch Mastfutter in den Trog, das die Tiere rasch zunehmen lässt, was ja für ihr Schlachtgewicht wünschenswert ist.

> ***Die Welt gehört denen, die keine festen Essenszeiten haben.***
>
> **Anna de Noailles**

Das Essverhalten des Menschen und das der Weidetiere lässt sich durchaus miteinander vergleichen: Wer immer etwas Essbares in Greifnähe hat, wird seltener von Fressanfällen übermannt und hat auch insgesamt keine Angst, dass man ihm etwas Leckeres wegnehmen wird, dass er zu kurz kommt, dass er zum Essen zu spät kommt und nichts mehr oder nicht genug für ihn übrig ist. Kurzum: Es entsteht kein »Futterneid«. Und leider tragen gerade etwas rundliche Menschen solche Gedanken und Überlegungen rund ums Essen mit sich herum. Im Urlaub sind sie die Ersten am Büffet und mit einem Gang ist es gewiss nicht getan. Es darf auch nichts »verkommen«, deshalb wird der Teller leer gegessen. Und selbst wenn nichts mehr in den Magen reinpasst, wäre es doch schade, das leckere Dessert zu verschmähen. Es genügt für sie schon, Essen zu riechen, um selbst essen zu wollen. Und je mehr man ihnen das Essen verbietet, umso mehr macht sich Frust und Unzufriedenheit breit.

Essen kann schlank machen, Hunger kann dick machen! Dieses Phänomen lässt sich ganz einfach erklären: Viele kleine, kalorienleichte Mahlzeiten, die in mehr oder weniger regelmäßigen Abständen über den Tag verteilt aufgenommen werden, beschäftigen den Stoffwechsel, ohne ihn jedoch zu belasten. Ein richtiger Hunger, verbunden mit Gier und Eile, kommt gar nicht auf. Genau das finden wir bei weidenden Tieren, die den ganzen Tag über »grasen«, dabei keinerlei »Futterstress« haben oder gar auf feste Fütterungszeiten angewiesen sind. Und genau das ist das Prinzip der Grazing-Diät: abnehmen ohne zu hungern und abnehmen ohne Stress!

Es gibt eine Kraft aus der Ewigkeit, und diese Kraft ist grün.
Hildegard von Bingen

Durch längere Hunger- und Fastenperioden entsteht leicht »Stress«, nämlich Heißhunger, Essgier und Unzufriedenheit. Der Körper reagiert auf Nahrungskarenz mit Blutzuckerabfall, Blutdruckabfall, Frösteln, Leistungsminderung, Ermüdung, Gereiztheit und

Alle Wiesen, Matten und Felder sind Apotheken.
Paracelsus

Nervosität. Alle Gedanken drehen sich um's Essen. Ist es dann endlich so weit, dass man vor seiner Sparportion sitzt, wird alles gierig und hastig verschlungen. Der Sättigungseffekt ist gleich null, weil der Heißhunger keine Muse beim Essen zulässt. Schließlich braucht unser Magen-Darm-System vom Zeitpunkt des ersten Bissens etwa 15 Minuten, bis sich ein Sättigungsgefühl einstellt. Wer schnell isst, verschlingt daher viel mehr, bis er satt wird. Wer langsam (wie zum Beispiel eine Kuh oder Ziege) vor sich hin kaut, wird schon nach wenigen Bissen rundherum satt sein. Der Sättigungswert ist keine Frage der Kalorien, sondern in erster Linie eine Frage der Zeit, die man sich zum Essen gönnt.

! Hunger- und Fastenkuren sind zum Scheitern verurteilt, weil sie Stress verursachen. Schnell wirft der Betroffene alle guten Vorsätze über den Haufen und plündert in Heißhungeranfällen den Kühlschrank. Das wiederum erzeugt Frust, der das Ende der Diät einläutet – und eine Gewichtszunahme ist vorprogrammiert.

Zum Vielfraß wird man nicht geboren, sondern erzogen.
Sebastian Kneipp

Zurück zu den Weidetieren: Kühe, Ziegen und Schafe reagieren ähnlich – wenn sie nicht auf die Wiese können, was ja im Winter der Fall ist, müssen sie sich auf feste Fütterungszeiten im Stall einstellen. Das ist im Grunde gegen ihre Natur. Sie melden sich lautstark, wenn sie nichts zu fressen haben, werden ungeduldig und reizbar. Kühe brüllen am frühen Morgen, weil sie Hunger haben. Nicht ohne Grund werden sie zuerst gefüttert, dann gemolken. Auf der Weide dagegen sind die Tiere friedlich und ruhig, da sie den ganzen Tag mit »Grazing« verbringen.

Für die menschliche Natur reicht eine kleine Portion aus, um sie gut zu ernähren und in der Kraft zu erhalten, vorausgesetzt dass diese kleine Portion gut ausgenutzt wird.
Sebastian Kneipp

Übertragen wir das »Grazing« der Weidetiere auf den Menschen, dann kann man daraus eine richtige Diät zum Abnehmen entwickeln.

Die Grazing-Diät basiert auf folgenden Aspekten:

- Es gibt keinen Diätstress.
- Es kommt kein Heißhungergefühl auf.
- Die Gewichtsabnahme erfolgt langsam, aber dauerhaft.
- Der Mensch ist zufrieden, ausgeglichen und weniger launisch.
- Den ganzen Tag über gibt es mehrere kleine, leichte Mahlzeiten.
- Die Mahlzeiten sind pflanzenbetont, fett- und kalorienarm, trotzdem aber schmackhaft und vollwertig. Es gibt jeden Tag reichlich Obst und Gemüse zu essen, was das Immunsystem stärkt (»Ampel-Regel«).
- Der Stoffwechsel hat zu tun, die Verdauung wird angeregt, ohne dass der Körper belastet wird.
- Die Zubereitung der Mahlzeiten geht schnell, ist einfach und unkompliziert – ebenso der Einkauf.
- Der Körper bleibt den ganzen Tag über leistungsfähig, ermüdet nicht so schnell und bleibt auch beweglich.
- Bewegung tut ein Übriges: Kleine leichte Übungen (das 13-Punkte-Grazing-Workout, siehe Seite 105) sorgen für Kondition und Fitness, ohne in Stress und Muskelkater auszuarten.
- Bewegung unterstützt auch die Stoffwechselarbeit, fördert die Sauerstoffversorgung der Zellen, den Fettabbau und den Muskelaufbau. Und Bewegung lenkt vom Essen ab!
- Bewegung kann gut eine Mahlzeit ersetzen. Durch »Grazing« ist das Hungergefühl nur schwach ausgeprägt, sodass es einem kaum etwas ausmacht, mal eine Zwischenmahlzeit zugunsten von Bewegung ausfallen zu lassen.

1. DAS PROBLEM ÜBERGEWICHT

Was ist Übergewicht?
Und was versteht man unter Normalgewicht?

Übergewicht kann man in Form von verschiedenen Rechenformeln definieren, doch die einfachste Möglichkeit, Übergewicht festzustellen, ist der Blick in den Spiegel und der Vergleich mit Menschen gleichen Alters und gleicher Größe. Doch meist beurteilen Übergewichtige ihr eigenes Gewicht sehr subjektiv, viele unterschätzen den Grad ihres Übergewichts und meinen, sie würden sich damit wohl fühlen. Normalgewichtige bis leicht Übergewichtige dagegen finden sich vielfach zu dick und stufen ihr Gewicht als zu hoch ein. Deshalb ist es sinnvoll, den wirklichen Grad des Übergewichts durch geeignete Formeln festzustellen und auch die anderen Begriffe rund um das Körpergewicht genau zu definieren.

Übergewicht

Übergewicht liegt vor, wenn das Normalgewicht überschritten wird. Der Bereich Übergewicht umfasst dabei verschiedene Graduierungen:

☞ Leichtes, tolerierbares Übergewicht (5 bis 15 Prozent über dem Normalgewicht)
☞ Behandlungsbedürftiges Übergewicht (15 bis 25 Prozent über dem Normalgewicht)
☞ Sehr starkes, behandlungsbedürftiges Übergewicht (massive Fettsucht, Adipositas, über 25 Prozent über dem Normalgewicht)

Normalgewicht

Das Normalgewicht wird für den Erwachsenen durch folgende Formeln ermittelt:

Die Broca-Formel

Sie gibt an, wie viel ein Erwachsener in Abhängigkeit von seiner Körpergröße wiegen darf. Die Statur, das Geschlecht und das Alter spielen für die Berechnung keine Rolle.

Broca-Sollgewicht (in kg) =
Körpergröße (in cm) minus 100 cm

Beispiel:
Ein Mann ist 178 cm groß. Sein Sollgewicht (Normalgewicht) beträgt 178–100 = 78 kg. Wenn er jedoch 90 kg wiegt, hat er 12 kg Übergewicht.

Das sind gut 15 Prozent zu viel. Er sollte auf jeden Fall ein paar Kilo abnehmen.

☞ *Der Body-Mass-Index (BMI, Körpermassenzahl)*

Der Body-Mass-Index gibt den Grad des Übergewichts an und ist heute gebräuchlicher als die Broca-Formel, weil sie im Gegensatz dazu das Geschlecht und das Alter des Menschen berücksichtigt. Jedoch ist auch der BMI nur für Erwachsene die geeignete Rechenmethode. Für Kinder müssen zur Feststellung des richtigen Körpergewichts weitere Kriterien herangezogen werden, da die Abgrenzung von Unter-, Normal- und Übergewicht im Wachstumsalter nicht eindeutig möglich ist und somit die Interpretation der ermittelten BMI-Werte schwierig ist.

Der BMI sollte für den Erwachsenen im Normalbereich zwischen 21 kg/m^2 und 25 kg/m^2 liegen, Frauen haben einen niedrigeren Wert als Männer. Mit zunehmendem Alter darf der BMI auch leicht zunehmen, er sollte aber stets unter 30 kg/m^2 liegen. Ein Körpergewicht von einem BMI ab 25 kg/m^2 ist behandlungsbedürftig. Im Vordergrund steht eine Diät zusammen mit mehr Bewegung!

Der BMI errechnet sich aus dem Körpergewicht (in kg) geteilt durch die Körpergröße (in m) zum Quadrat.

> ***Ich bin nicht zu dick, ich bin nur zu klein für mein Gewicht!***
>
> **Volksmund**

Beispiel:
Für den bereits genannten Mann ergibt sich folgende Rechnung: 90 kg : (1.78 m × 1.78 m) = 90 kg : 3.17 m^2 = 28,39 kg/m^2

Diese Zahl liegt deutlich über der Empfehlung von 25 kg/m^2. Auch sie zeigt, abspecken tut Not. Übrigens: Der BMI wird landläufig nur als »nackte« Zahl, ohne Einheit ausgedrückt.

> ***Du bist nicht dick. Du lebst nur im falschen Land!***
>
> **Denise Walker**

Häufigkeit von Übergewicht

Laut der Mikrozensus-Zusatzbefragung des Statistischen Bundesamts hatten im April 1999 etwa 47 Prozent der erwachsenen Bevölkerung in Deutschland (ab 18 Jahre) Übergewicht. Damit ist heute fast jeder zweite Bundesbürger über 18 Jahren zu dick. Die Häufigkeit steigt mit zunehmendem Alter bei Männern und Frauen an. Männer sind häufiger übergewichtig (56 Prozent) als Frauen (39 Prozent) aller Altersklassen. Die meisten Übergewichtigen finden sich in der Alterklasse von 65 bis unter 70 Jahren (durchschnittlicher BMI von 27). Übergewicht ist bereits bei Kindern sehr häufig anzutreffen. Es manifestiert sich schon im Kleinkind- und Kindergartenalter, sodass man davon ausgehen kann, dass aus den meisten pummeligen Kindern auch übergewichtige Erwachsene werden.

Folgen von Übergewicht

Übergewicht ist nicht nur ein ästhetisches Problem, es gefährdet auch in höchstem Maße die Gesundheit. Sprüche wie »Dick ist nicht schick« oder »Dicke sind gemütliche Menschen« sind dumme Floskeln, denn sie gehen an der Problematik des Übergewichts völlig vorbei. Dass Dicke nicht schick aussehen können, ist kompletter Unsinn. Die meisten Dicken können eine gepflegte und gut gekleidete Erscheinung abgeben, oft sogar besser als so manche dürre Bohnenstange. Dass sie gemütlicher sind als dünne Menschen, ist genauso falsch. Sie sind nur aufgrund ihres Gewichts langsamer und behäbiger, nehmen Essenszeiten sehr genau, widmen sich gerne und ausgiebig den Mahlzeiten und vermitteln dadurch das Gefühl von Ruhe und Gemütlichkeit. Das ist zwar gut und schön, täuscht aber darüber hinweg, dass Dicke sich dabei eigentlich nicht wohl fühlen. Aber das Dicksein ist vor allem ein gesundheitliches Problem: Übergewicht begünstigt zahlreiche Erkrankungen, von denen einige sogar zum Tod führen können. Diabetes, Herz-Kreislauf-Erkrankungen (erhöhte Blutfettwerte, hoher Blutdruck), Gicht (erhöhter Harnsäurespiegel), Gelenkerkrankungen wie Arthrose und Arthritis kommen bei Übergewichtigen gehäuft vor. Daneben finden sich oft weitere Begleiterscheinungen wie Muskelschwäche, Cellulitis, ein schlechtes Hautbild durch überkalorische Kost (schwammige und fettige Haut, aufgedunsenes Gesicht, Doppelkinn), Osteoporose, Kurzatmigkeit und erhöhte In-

»Herr Doktor, ich leide am Magen.« »Was essen Sie denn so?« »Morgens Tee mit Rum, dann Hering, später süßes Gebäck. Mittags, je nachdem, eine fette Wurst oder Schweinebraten, dann Pfannkuchen und Pudding ...« »Ich will Ihnen mal was sagen: Nicht Sie leiden am Magen, sondern Ihr Magen leidet an Ihnen!«

fektanfälligkeit. Alles in allem schmälert Übergewicht, insbesondere das behandlungsbedürftige Übergewicht über einem BMI von 25, die Lebensqualität und verkürzt die Lebenserwartung. Wenn Übergewichtige auch noch rauchen oder regelmäßig Alkohol trinken, sind die Risikofaktoren komplett.

Die Krankheit von heute ist nur eine Überschreitung der Naturgesetze von gestern.

Sprichwort aus dem Iran

Die Gesundheit ist wie das Salz: Man bemerkt nur, wenn es fehlt.

Weisheit aus Italien

2. »GRAZING« – DER NEUE WEG ZUR GUTEN FIGUR, DER ESSEN ERLAUBT!

Finden Sie durch »Grazing« den Weg aus dem Diät-Labyrinth und nehmen Sie auf Dauer und ohne Stress ab. Das Prinzip der Grazing-Diät ist es, viele kleine, leichte Mahlzeiten über den Tag verteilt zu essen, wobei es keine festen Essenszeiten gibt. Ob Sie sehr früh am Morgen frühstücken oder später (z. B. am Wochenende) ist völlig egal. Ob Sie Punkt 12.00 Uhr zu Mittag essen oder erst gegen 14.00 Uhr, spielt ebenfalls keine Rolle. Und auch die Zwischenmahlzeiten können Sie sich beliebig einteilen. Wichtig ist, dass Sie regelmäßig etwas zu sich nehmen, um Heißhunger zu vermeiden und nicht ständig zwanghaft an die Kalorien denken zu müssen. Aber halten Sie sich an die angegebene Häufigkeit der Mahlzeiten und an die Einsparung von Fett, dann geht alles wie von selbst. Essen ist also erlaubt, sogar erwünscht. Denn eine permanente Energieversorgung hält fit und leistungsfähig, beugt Heißhunger vor und schützt uns vor den gefährlichen Fressattacken, die jede Diät zunichte machen.

> ***Große Mahlzeiten füllen Särge.***
>
> **Spanisches Sprichwort**

Grazing ist easy und trendy! Und eine Diät sollte einfach leicht machbar und modern ausgerichtet bzw. zeitgemäß sein. Die Grazing-Diät erfüllt genau diese Anforderungen, doch deshalb allein ist sie nicht so erfolgreich. Die eigentlichen Pluspunkte sind ihre Ausgewogenheit in der Zusammensetzung (wenig Fett!), die Häufigkeit der Mahlzeiten, der Sättigungswert, die Schmackhaftigkeit der Speisen und das stressfreie Abnehmen. Dazu kommt der

Lerneffekt bei der Zubereitung und beim Einkauf von Nahrungsmitteln. Das Etikett mit der Zutatenliste auf den Produkten gibt uns wichtige Hinweise: Das Mindesthaltbarkeitsdatum ist nicht alles, wird aber von den meisten sofort kritisch beäugt. Viel wichtiger als der Ablauftag X sind die Informationen über Nährstoffe, insbesondere über den Fettgehalt, die Kalorien, Zusatzstoffe etc. Die Grazing-Diät berücksichtigt auch den wirtschaftlichen Aspekt: Sie ist nicht teuer, angebrochene Packungen werden rasch aufgebraucht, sodass nichts verdirbt. Grazing ist also ideal für jedermann, für Singles genauso wie für die ganze Familie, die sich zum Abspecken entschließt!

Keine Diät der Welt funktioniert auf Dauer, wenn sie nicht schmeckt! Wenn der Geschmack auf der Strecke bleibt, verliert man die Lust am Durchhalten und tut sich schwer, in der Diät einen Sinn zu sehen. Auch eine umständliche Zubereitung und besondere Zutaten können einem den Mut zum Abnehmen rauben.

Wie funktioniert unser Stoffwechsel? Was passiert beim Hungern, was beim Essen?

Unser Körper braucht rund um die Uhr Energie, auch während des Schlafs. Denn die Organe arbeiten auch nachts, die Atmung, das Herz, die Leber, das Gehirn etc. Und die Körpertemperatur muss konstant gehalten werden. Die Energie, die wir hierfür benötigen, heißt Grundumsatz. Es ist unter Normalbedingungen das Energieminimum. Die Energie, die für körperliche Tätigkeiten benötigt wird, wird als Arbeitsumsatz bezeichnet. Die Menge ist logischerweise abhängig von der Arbeitsschwere. Die Summe aus beiden ergibt den täglichen Energiebedarf. Er ist bei Frauen niedriger als bei

Männern, bei Leichtarbeitern niedriger als bei Schwerarbeitern und er sinkt mit zunehmendem Alter ab. Dann neigt der Mensch zum Zunehmen, weil die körperliche Betätigung meist zurückgeht und auch der Grundumsatz natürlicherweise sinkt. Wir brauchen einfach deutlich weniger Energie als im Wachstumsalter.

Wenn wir mehr Energie (Kalorien) zuführen, als wir brauchen, legt der Körper Fettdepots an. Fett ist langfristig die einzige Speicherform für Energie. In Notfällen (Nahrungsmangel) wird es aus den Fettzellen mobilisiert und dient dem Körper als Brennstoff, um alle Lebensfunktionen aufrechtzuerhalten. Auch Eiweiß, in Form von labilen Eiweißkörpern im Blut sowie in den Verdauungssäften und als Speicher in der Muskelmasse vorhanden, kann als Reserve herangezogen werden, dieser Weg ist jedoch unökonomisch und wird nur dann eingeschlagen, wenn sonstige Fettreserven erschöpft sind. Die Verbrennung von Eiweiß schadet dem Körper, so weit sollte das Hungern keinesfalls gehen. Muskulatur schwindet, der Körper wird geschwächt, die Abwehrkräfte sinken. Hungern bedeutet auch, dass dem Körper lebenswichtige Vitamine und Aufbaustoffe vorenthalten werden. Dies kann zu schweren, teilweise irreparablen Mangelerscheinungen (z. B. Osteoporose) führen. Die Fettzellen werden während des Abnehmens nicht etwa verbraucht, sie werden nur leer gepumpt und schrumpfen. Wie viele wir haben, wird uns in die Wiege gelegt, sie bleiben uns ein Leben lang erhalten. Ob wir aber deshalb dick werden, ist eine Frage der Ernährung. Sie sind jederzeit bereit, sich bei Energieüberschuss wieder prall mit Fett zu füllen. Und genau dies gilt es zu verhindern! Es gibt Menschen, die aufgrund einer erblichen Veranlagung zum Dickwerden neigen, aber nur deshalb beneidenswert schlank bleiben, weil sie sich bedarfsgerecht ernähren und regelmäßig Sport treiben. Und es gibt »gute Futterverwerter« und »schlechte«. Die guten besitzen eine »Überlebensversicherung« für Notzeiten. Ihr Körper speichert jede überflüssige Kalorie in Fettpolster, um für Notzeiten etwas zum Zusetzen zu haben. Die schlechten Futterverwerter dagegen haben einen sehr aktiven Stoffwechsel, der alles verbrennt, was ihm zugeführt wird. Sie setzen übrige Kalorien in Wärme um und legen sich keine Fettspeicher zu. Ihre Verdauung läuft auf Hochtouren. Doch sie nehmen kaum an Gewicht zu. Solche Menschen waren früher in Notzeiten nicht widerstandsfähig genug, um Hungersnöte zu überleben, auch waren sie schwächlich und krankheitsanfällig. Heute brauchen wir diesen natürlichen Überlebensschutz nicht mehr, denn wir haben stets genug zu essen. Doch die Urmechanismen in der Natur des Menschen haben sich nicht verändert.

Essen und Trinken hält Leib und Seele zusammen.
Volksmund

Die Nährstoffe und die Nährwerte (Kaloriengehalte)

Welche Nährstoffe braucht unser Körper?

Wir unterscheiden bei den Nahrungsbestandteilen zwischen essenziellen (= lebensnotwendigen) und nicht essenziellen (nicht lebensnotwendigen) Substanzen. Zu den lebensnotwendigen zählen die Nährstoffe Eiweiß, Fett, Kohlenhydrate, außerdem die Vitamine und Mineralstoffe sowie die Ballaststoffe und natürlich auch Wasser. Nicht essenziell ist Alkohol, er ist ein Nährstoff, weil er einen Nährwert hat und Kalorien liefert. Auch die organischen Säuren (Milchsäure, Apfelsäure, Essigsäure etc.) müssen wir nicht zwangsläufig über die Nahrung zuführen, denn sie werden in verschiedenen Stoffwechselvorgängen im Körper gebildet. Dennoch sind sie in vielen Lebensmitteln (Sauermilchprodukte, Brot, Früchte, Gemüse) enthalten und darin durchaus wünschenswert. Auch andere Substanzen wie Lebensmittelzusatzstoffe sind nicht lebensnotwendig, im Gegenteil: Diese sind oftmals überflüssig! Wichtig dagegen sind die zahlreichen sekundären Pflanzeninhaltstoffe, die Schutzfunktionen ausüben und unser Immunsystem unterstützen. Ebenfalls unverzichtbar sind natürliche Geschmackstoffe, ätherische Öle und Duftstoffe, die in Kräutern und Gewürzen vorkommen. Sie machen unser Essen schmackhaft, würzig und gut bekömmlich.

Die Nährwerte der Nährstoffe (gerundet):
1 Gramm Eiweiß liefert 4 kcal
1 Gramm Fett liefert 9 kcal
1 Gramm Kohlenhydrate liefert 4 kcal
1 Gramm organische Säuren liefert 3 kcal
1 Gramm Alkohol liefert 7 kcal

Lebensmittel sind in der Regel Stoffgemische. Das heißt, dass in einem Nahrungsmittel eine mehr oder weniger große Anzahl von Nährstoffen und anderen Substanzen vorkommt. Entscheidend für den Nährwert (Energiegehalt) ist der Gehalt an oben genannten Nährstoffen. Entscheidend für seinen Gesundheitswert ist jedoch der Gehalt an wertgebenden Inhaltstoffen, zu denen Vitamine, Mineralstoffe, sekundäre Inhaltstoffe und Ballaststoffe zählen. Erst die Summe aus allen sagt aus, wie gesund ein Nahrungsmittel ist.

Beispiel: Nüsse
Sie liefern reichlich Fett, das wiederum aus wertvollen Fettsäuren besteht. Außerdem enthalten sie reichlich B-Vitamine, zahlreiche Mineralstoffe und auch Ballaststoffe. Sie gel-

ten als prima Nervennahrung, sollten aber wegen ihres hohen Kaloriengehalts nur in kleinen Mengen verwendet werden.

Beispiel: Honig

Er besteht zum größten Teil aus Zucker, ist wie dieser kalorienreich und kariogen, aber dennoch dem puren Zucker vorzuziehen, da er im Gegensatz dazu auch wertgebende Eigenschaften hat: Er enthält beispielsweise Enzyme und Schutzstoffe. Dennoch gilt auch für Honig: In kleinen Mengen verwenden.

> ***Alle Dinge sind Gift, und nichts ist ohne Gift. Allein die Dosis macht, dass ein Ding kein Gift ist.***
>
> **Paracelsus**

Beispiel: Vollkornbrot

Es enthält wertvolles Eiweiß, lebenswichtige Fettsäuren aus dem vollen Korn, komplexe Kohlenhydrate, reichlich B-Vitamine, Mineralstoffe und Ballaststoffe. Vollkornbrot darf täglich mehrmals auf den Tisch kommen!

Beispiel: Bier

Bier ist ein sehr beliebtes Getränk, das sogar einen gewissen Gesundheitswert hat: Es liefert reichlich Vitamine der B-Gruppe, ist nahrhaft und kräftigend aufgrund des Kohlenhydratgehalts, wirkt entspannend und beruhigend. Doch es enthält auch Alkohol und sein Kaloriengehalt ist nicht zu unterschätzen. Ein regelmäßiger und ausschweifender Biergenuss macht dick, der Alkohol schadet der Leber. Bier ist wie alle alkoholischen Getränke kein Mittel zur Stress- und Kummerbewältigung. Wer auf ein Gläschen Bier zum Essen nicht verzichten möchte, greift am besten zu alkoholarmen Sorten.

> ***Sorgen ertrinken nicht im Alkohol.***
> ***Sie können schwimmen.***
>
> **Heinz Rühmann**

Dickmacher und Schlankmacher

Die schlimmsten »Dickmacher« in unserer Kost sind Fett, Zucker und Alkohol. Fett ist in vielen Nahrungsmitteln versteckt, sodass wir ihnen den Fettgehalt nicht unbedingt sofort ansehen. Doch schmecken können wir ihn: Fett ist ein guter Geschmacksträger, denn die Geschmackstoffe und ätherischen Öle sind fettlöslich. In Gesellschaft mit Fett kommt ihre sensorische Wirkung besonders gut zur Geltung. Pommes frites, knusprige Brathähnchen, saftiger Braten, aber auch Milchprodukte wie Käse und Sahneerzeugnisse enthalten reichlich Fett, ebenso Eierspeisen und Mayonnaise. Fett verträgt sich auch gut mit Zucker, zum Beispiel in Eiscreme, Desserts, Kuchen, Torten, Schokolade, Pralinen und Schokoriegel. Zucker für sich ist Bestandteil vieler Süßigkeiten wie Bonbons, Lutscher, Gummibärchen etc. Und last but not least der Alkohol: Er ist in Getränken wie Bier, Wein, Sekt und Schnäpsen enthalten, zusammen mit Zucker kommt er in Likören vor, zusammen mit Fett und Zucker in Eierlikör und anderen Cream-Likören. Lassen Sie die ganzen Dickmacher am besten links liegen, zumal es bessere und leichtere Alternativen gibt. Im Diätteil finden Sie dazu eine Menge Tipps und Vorschläge (siehe Seite 72).

Schlank machend, weil gut sättigend und gesund, dagegen sind fettarme Nahrungsmittel, die pflanzliches Eiweiß enthalten, reich an komplexen Kohlenhydraten sind und Ballaststoffe liefern. Dazu zählen Getreideprodukte (möglichst aus Vollkorn), Gemüse, auch Kartoffeln, Salate, Pilze und Obst. Bei den Milchprodukten sollten Sie fettarme und magere Sorten wählen, auch Fleisch sollte mager sein. Fisch ist sehr wichtig in der Ernährung, hier darf es auch mal ein fetterer Fisch (Makrele, Lachs, Hering) sein, denn Fettfische liefern hochwertige Omega-3-Fettsäuren, die eine Schutzwirkung gegenüber Herz-Kreislauf-Erkrankungen ausüben. Wählen Sie als Speisefett Pflanzenöl, am besten ist Sonnenblumen- und Sojaöl, da es sich auch gut zum Braten eignet. Auch Butter oder Margarine eignet sich zum Erhitzen. Als Aufstrichfett verwenden Sie am besten Halbfettmargarine. Sie enthält nur halb so viel Fett wie normale Margarine, lässt sich gut streichen und dadurch sparsam verwenden. Mit Halbfettmargarine können Sie auch Gemüse, Nudeln und Kartoffelpüree verfeinern. Setzen Sie reichlich Kräuter und Gewürze ein und gehen Sie mit Kochsalz sparsam um. Bereiten Sie die Speisen fettarm zu, das heißt, braten Sie in wenig Fett, lassen Sie das Gebratene auf einem Küchenpapier abtropfen, meiden Sie Paniertes und Frittiertes, dünsten Sie in Folie und verwenden Sie zum Braten beschichtete Pfannen.

> ***Es gibt niemanden, der nicht isst und trinkt, aber nur wenige, die den Geschmack zu schätzen wissen.***
>
> **Konfuzius**

> ***Der Mensch ist, was er isst.***
>
> **Deutsche Gesellschaft für Ernährung**

Ideal: Essen, aber oft und das Richtige! Eben »Grazing«!

Beim »Grazing« dürfen Sie siebenmal am Tag essen. Es kommt stets darauf an, dass es leichte und kleine Mahlzeiten sind, denn ein voller Bauch macht müde und schlapp, weil die Verdauung sehr viel Arbeit leisten muss. Kleinigkeiten aber werden gut bewältigt, ohne zu belasten. Die 14-Tage-Grazing-Diät enthält viele Beispiele, die Sie zu neuen Rezepten anspornen sollen. Werden Sie selber kreativ und probieren Sie öfter mal etwas Neues aus – daraus können Sie sich einen eigenen »Grazing-Plan« zusammenstellen. Denn Sie werden Grazing nicht mehr missen wollen: Wenn Sie abgenommen haben, sollten Sie Ihr Gewicht halten. Das können Sie mit Grazing. Wenn Sie jedoch in Ihren alten »Esstrott« zurückfallen und nur drei Mahlzeiten täglich zu sich nehmen, könnte es sein, dass Sie zwischendurch Heißhunger befällt. Für den Fall der Fälle sollten Sie immer eine Kleinigkeit als Zwischenmahlzeit parat haben. Das kann ein Stück Obst sein, ein Joghurt, eine Tasse Brühe, ein Knäckebrot mit Belag. Lassen Sie sich Zeit beim Essen und kauen Sie gut. Trinken Sie zwischen und zu den Mahlzeiten stilles Mineralwasser in kleinen Schlucken. Denn auch bei der Grazing-Diät gilt: zwei bis drei Liter sollten Sie täglich trinken. Das ist gut für die Darm- und Nierentätigkeit und hilft beim Abnehmen.

Das Geheimnis, wie man jung bleibt, ist, anständig zu leben, langsam zu essen und in Bezug aufs Alter zu lügen.

Lucille Ball

Viele Menschen haben das Essen verlernt – sie können nur noch schlucken.

Paul Bocuse

Stress erschwert das Abnehmen!

Mit Grazing abnehmen bedeutet stressfrei abnehmen. Grazing ist keine Blitz- oder Crash-Kur, die utopische Gewichtsverluste verspricht. Das Abnehmen geht langsam, Sie sollten sich deshalb schon auf zwei Wochen Grazing einstellen, um Erfolge zu sehen. Ganz nach dem Motto: Lieber zwei Wochen ohne Stress durchhalten, als nach zwei Tagen Diätstress die Kur abbrechen. Viele Mahlzeiten der Diät können Sie für den nächsten Tag vorbereiten, Zwischenmahlzeiten lassen sich meist mitnehmen. Auch das nimmt Ihnen

Desgenettes (1762–1837) fragte bei einem Examen den Kandidaten, wo die Verdauung beginne. »Im Mund«, erwiderte der Kandidat. »Oh nein«, erklärte Desgenettes, »die Verdauung beginnt in der Küche.«

AUCH EINE MÖGLICHKEIT ABZUNEHMEN:
Der beste Weg abzunehmen, ist eine Grippe zu bekommen und nach Ägypten zu fahren.
Roz Lawrence

den Stress in der Küche. Das Einkaufen ist ebenfalls problemlos: Sie brauchen für die Diät nichts Ausgefallenes und Teures kaufen, nicht verschiedene Geschäfte aufsuchen, um am Ende alles beisammen zu haben. Im Supermarkt mit Bäckerei und Fleischabteilung bekommen Sie alles, was Sie für die Grazing-Diät brauchen.

Bewegung erleichtert das Abnehmen

Die Grazing-Diät bringt Ihren Körper auf sanfte Art auf Touren und gibt Ihnen den Spaß an der Bewegung zurück

Wer dick und behäbig ist, möchte meist von Sport gar nichts wissen: Einerseits fällt ihm die körperliche Betätigung schwer, andererseits spürt er dann ganz besonders, wie unbeweglich er ist, und er schämt sich vielleicht seiner Körperfülle. Das hindert ihn dann daran, sich überhaupt erst für mehr Bewegung zu entschließen. Ein Teufelskreis, aus dem man nur herauskommt, wenn man einfach mit etwas leichtem Sport anfängt – den inneren Schweinehund überwinden und bloß nicht darüber nachdenken, was wohl die anderen denken! Aller Anfang ist schwer, doch ist er erst mal gemacht, dann wird es von Tag zu Tag leichter durchzuhalten. Auch wenn Sie am Anfang nur wenige Übungen machen und sie auch nicht lange durchhalten, wichtig ist, dass Sie dabei Ihre Grenzen spüren und sich immer ein bisschen steigern. Machen Sie die Übungen in lässiger, bequemer Kleidung, in Ruhe am Morgen, am Abend und auch mal zwischendurch, wenn es gerade möglich ist. Atmen Sie gut und langsam durch und lockeren Sie die beanspruchten Muskelpartien nach jeder Übung. Zusätzlich zum 13-Punkte-Workout sollten Sie viel spazieren gehen, statt den Fahrstuhl die Treppe benutzen, kurze Wege statt mit dem Auto mit dem Fahrrad erledigen und generell Betätigungen an der frischen Luft suchen. Sehen Sie im Schneeschippen keine Belastung, sondern eine gesunde Betätigung für die Fitness und den Kreislauf. Gehen Sie öfter mal schwimmen und genehmigen Sie sich regelmäßig einen Saunabesuch, falls der Arzt es erlaubt.

3. DIE 14-TAGE-GRAZING-DIÄT

Auf der Weide grast eine Kuh,
stell dir vor, das bist jetzt du!
Den blauen Himmel über dir,
ausgezeichnet geht's dir hier.
Denn du hast alles, was du willst,
mit Gras und Pflanzen den Hunger stillst.
Ohne Stress und ohne Zwang
speckst du ab zwei Wochen lang.
Kein Hunger, keine Gier kommt auf,
die Amerikaner schwören drauf!
»Grazing« heißt das Zauberwort,
ganz leicht sind ein paar Kilos fort.
Probier es aus und du wirst sehn,
mit Grazing wird's dir besser gehn.

1. Tag: Heute gibt´s viel Brot – weil´s schnell geht und immer passt!

Frühstück
Pro Person etwa 363 kcal

Käsebrot, Honigbrot
2 Scheiben Roggenvollkornbrot (à 50 g)
1 TL Halbfettmargarine (5 g)
2 EL Magerquark (50 g)
1 Ecke Schmelzkäse (25 g, 30 % F. i. Tr.)
1 EL Honig (20 g)
Paprikapulver edelsüß

Eine Scheibe Brot mit der Halbfettmargarine bestreichen, auf die andere den Quark verteilen. Den Käse auf das erste Brot streichen, den Honig über den Quark verteilen. Das Käsebrot mit Paprika würzen.

1. Zwischenmahlzeit
Pro Person etwa 94 kcal

Frisches Obst
1 Banane (100 g geschält)

2. Zwischenmahlzeit
Pro Person 83 kcal

Orangendrink
100 g Buttermilch
100 ml Orangensaft
Süßstoff

Die Buttermilch mit dem Orangensaft verquirlen und den Drink mit Süßstoff abschmecken.

Mittagessen
Pro Person 354 kcal

Bunte Gemüsepfanne, asiatisch
1 kleine Zwiebel
1 Stück Zucchini (100 g)
200 g Paprikaschoten, rot und gelb
1 Karotte (75 g)
50 g Bohnensprossen aus dem Glas
(Mung- oder Sojabohnenkeimlinge)
1 EL Sonnenblumenöl
weißer Pfeffer, Paprikapulver edelsüß, Currypulver, Salz
3 EL Milch
75 ml heiße Gemüsebrühe (aus Instantpulver)
1 EL gehackte Petersilie
1 Stück Baguette (ca. 50 g) oder 1 Brötchen

Die Zwiebel schälen und fein hacken. Zucchinistück, Paprikaschoten sowie Karotte waschen und putzen, die Karotte schälen, dann das Gemüse klein schneiden. Die Sprossen abtropfen lassen. Das Öl in einer beschichteten Pfanne erhitzen und die Zwiebel darin glasig dünsten. Das restliche Gemüse sowie die Sprossen dazugeben und das Ganze unter mehrfachem Wenden bei milder Hitze anbraten. Mit den Gewürzen und Salz abschmecken, mit Milch ablöschen und gut vermengen. Die Brühe unter Rühren angießen, das Gemüse offen kurz durchköcheln lassen, dann zugedeckt noch etwa fünf Minuten garen. Es sollte nicht zu weich werden. Die Petersilie untermischen und das Gemüse zusammen mit dem Brot servieren.

3. Zwischenmahlzeit
Pro Person 77 kcal

Keksburger
2 Butterkekse (à 5 g)
1 EL Magerquark (25 g)
etwas Honig (5 g)

Einen Butterkeks mit Quark bestreichen, den Honig darauf träufeln und den zweiten Keks darauf legen.

Abendessen
Pro Person 341 kcal

Hawaii-Toast
2 Scheiben Toastbrot (à 25 g)
2 TL Halbfettmargarine (10 g)
1 Scheibe gekochter Schinken ohne Fettrand (30 g)
2 kleine Scheiben Ananas aus der Dose (à 35 g)
2 Scheiben Schmelzkäse (à 20 g, 30 % F. i. Tr.)
einige Salatblätter zum Anrichten

Die Toastbrotscheiben mit der Halbfettmargarine bestreichen, die Schinkenscheibe diagonal durchschneiden und je ein Dreieck auf ein Brot legen. Die Ananasscheiben abtropfen lassen, auf jedes Toastbrot eine Scheibe Ananas legen und mit einer Scheibe Schmelzkäse bedecken. Die Toastbrote unter dem Grill oder im Backofen überbacken (180° C), bis der Käse schmilzt. Die Salatblätter waschen, putzen, auf einem Teller anordnen und die Brote darauf anrichten.

4. Zwischenmahlzeit
Pro Person 148 kcal

Honigschnittchen
1 Scheibe Roggenvollkornbrot (50 g)
1 EL Magerquark (25 g)
1 TL Honig (10 g)

Das Knäckebrot mit Quark bestreichen und den Honig darauf verteilen.

Kalorien (kcal) insgesamt: 1460 kcal

Es war mal eine Frau,
die hielt sich für sehr schlau,
kaufte sich ein Buch, um abzunehmen,
ein zweites, um den Körper zu dehnen,
ein drittes, um überhaupt zu kochen ein Essen,
ein viertes, um den Diätstress zu vergessen,
ein fünftes gegen die drohende Ehekrise,
bis sie sich eine Diät wünschte wie diese!
Abgenommen hat sie damals nicht,
hartnäckig hielt sich ihr Übergewicht,
bis ihr genervter Ehemann
mit dem Grazing-Büchlein kam.
Vorbei ist nun der ganze Kummer,
denn Grazing ist die beste Abspecknummer.

2. Tag: Nudeln und Kartoffeln sättigen prima!

Frühstück
Pro Person 322 kcal

Schinkenbrot, Joghurt
1 Scheibe Roggenmischbrot (50 g)
1 TL Halbfettmargarine (5 g)
2 Scheiben roher Schinken ohne Fettrand (20 g)
1 Becher Naturjoghurt (150 g, 3,5 % Fett)
1 TL Ahornsirup (10 g)

Das Brot mit Halbfettmargarine bestreichen und mit Schinken belegen. Den Joghurt glatt rühren und den Ahornsirup darauf verteilen.

1. Zwischenmahlzeit
Pro Person 81 kcal

Frisches Obst
1 Apfel (150 g)

2. Zwischenmahlzeit
Pro Person 112 kcal

Keksburger und Milchkaffee
2 Butterkekse (à 5 g)
1 EL Magerquark (25 g)
etwas Honig (5 g)
100 ml heißer Kaffee (aus Instantpulver)
50 ml Milch
Süßstoff nach Geschmack

Einen Keks dick mit Quark bestreichen, den Honig darauf träufeln und den zweiten Keks darauf legen. Unter den Kaffee die Milch rühren, mit Süßstoff süßen und zum Keksburger servieren.

Mittagessen
Pro Person 350 kcal

Schinkennudeln mit Gemüse
1/2 kleine Zwiebel
1 Scheibe gekochter Schinken ohne Fettrand (30 g)
1 Stück Zucchini (100 g)
1 Karotte (75 g)
50 g Gabelspaghetti (Rohgewicht)
Salz
1 EL Butter (10 g)
weißer Pfeffer
1 EL gehackte Petersilie

Die Zwiebelhälfte schälen und fein hacken. Den Schinken in schmale Streifen schneiden. Die Zucchini waschen, putzen und grob raspeln. Die Karotte waschen, putzen, schälen und ebenfalls grob raspeln. Die Gabelspaghetti in 500 ml leicht gesalzenem Wasser nach Packungsanweisung bissfest kochen. Abgießen und gut abtropfen lassen. Das Öl in einer beschichteten Pfanne erhitzen und die Zwiebeln sowie das andere Gemüse darin andünsten. Den Schinken dazugeben und kurz mitdünsten, die Nudeln untermengen und das Ganze mit Pfeffer und Salz würzen und mit Petersilie bestreuen.

3. Zwischenmahlzeit
Pro Person 183 kcal

Obstsalat
1 kleine Banane (100 g) und 1 kleiner Apfel (100 g)
1 Kiwi (70 g) und 1 TL Zitronensaft

Die Banane schälen und in Scheiben schneiden. Den Apfel waschen, vierteln, das Kerngehäuse entfernen und die Apfelstücke klein schneiden. Die Kiwi schälen und würfeln. Die Früchte mit Zitronensaft locker mischen.

Abendessen
Pro Person 195 kcal

Bunte Kartoffelsuppe
150 g Kartoffeln
je 1 Karotte (75 g) und 1 Stück Lauch (75 g)
1 Stückchen Knollensellerie (30 g)
500 ml Gemüsebrühe (aus Instantpulver)
$^1/_2$ TL getrockneter Majoran
1 EL saure Sahne, (10 % Fett)
weißer Pfeffer, geriebene Muskatnuss
1 EL gehackte Petersilie

Das Gemüse waschen und putzen. Die Kartoffeln, die Karotte und den Sellerie schälen, das Gemüse klein schneiden. Die Brühe aufsetzen und das Gemüse darin bei mäßiger Hitze zugedeckt etwa 15 Minuten garen. Es sollte nicht zu weich sein. Das Gemüse im Topf mit einem Passierstab grob pürieren, den Majoran untermischen und das Ganze noch einmal aufkochen lassen. Den Topf vom Herd nehmen, die saure Sahne einrühren und die Suppe mit Pfeffer und Muskat abschmecken. Mit Petersilie bestreut servieren.

4. Zwischenmahlzeit
Pro Person 190 kcal

Frisches Obst
1 Stück Wassermelone (500 g)

Das Melonenstück in Spalten schneiden, die Schale einschneiden und die Kerne entfernen. Die Melonenspalten gut gekühlt servieren.

Kalorien (kcal) insgesamt: 1433 kcal

Der Alltag fordert dich tagtäglich,
die Arbeit ist oft unerträglich,
dazu noch Trouble bei dir zu Hause,
gönn´ dir jetzt unbedingt ´ne Pause!
Vergiss Waschmaschine und Bügelbrett,
geh´ auch mal früher als sonst ins Bett.
Mach´ dir ein feines Abendessen,
das hilft dir gut, den Stress zu vergessen.
Liebevoll angerichtet, denn das Auge isst mit,
da wirst du satt und bleibst trotzdem fit.
Denk immer dran, es liegt an kleinen Dingen,
die dir Freude am Essen bringen.
Nicht große Portionen und Essgelage,
die stellen nur deine Figur in Frage.
Sie machen träge und unbeweglich,
doch Bewegung brauchst du täglich.
Geh abends öfter mal spazieren,
so kannst du die Abwehrkraft trainieren.
Raus bei jeglicher Witterung,
das bringt Körper und Geist in Schwung!

3. Tag: Knackige Radieschen schmecken auf dem Brot und im Salat!

Frühstück
Pro Person 307 kcal

Käsebrötchen und Orangensaft
1 Roggenbrötchen (ca. 50 g)
1 TL Halbfettmargarine (5 g)
2 Scheiben Schmelzkäse (à 20 g, 30 % F. i. Tr.)
2 Radieschen
Paprikapulver edelsüß oder weißer Pfeffer aus der Mühle
1 kleines Glas Orangensaft (100 ml)

Das Brötchen quer durchschneiden und mit der Halbfettmargarine bestreichen. Auf jede Hälfte eine Scheibe Käse legen. Die Radieschen waschen, putzen, in Scheiben schneiden und auf den Brötchenhälften anordnen. Das Ganze mit Paprika oder Pfeffer würzen. Dazu den Orangensaft trinken.

1. Zwischenmahlzeit
Pro Person 94 kcal

Frisches Obst
1 kleine Banane (100 g geschält)

2. Zwischenmahlzeit
Pro Person 119 kcal

Radieschenbrot
1 Scheibe Pumpernickel (50 g)
1 gehäufter EL Magerquark (30 g)

1/2 Kästchen Kresse
5 Radieschen
weißer Pfeffer, Salz

Das Brot mit dem Quark bestreichen. Die Kresse abschneiden, hacken und auf das Brot streuen. Die Radieschen waschen, putzen, in Scheiben schneiden und schuppenartig auf dem Brot verteilen. Die Radieschen mit Pfeffer und Salz würzen.

Mittagessen
Pro Person 384 kcal

Würstchengulasch mit Kartoffeln
150 g Kartoffeln
1 rote Paprikaschote (100 g)
1 TL Sonnenblumenöl
125 ml Fleischbrühe (aus Instantpulver)
75 g grüne Bohnen (TK-Ware)
1 Wiener Würstchen (50 g)
weißer Pfeffer, geriebene Muskatnuss, Salz
getrockneter Majoran, getrocknetes Bohnenkraut
1 EL saure Sahne (25 g, 10 % Fett)

Die Kartoffeln waschen, schälen und in ein Zentimeter große Würfel schneiden. Die Paprikaschote waschen, putzen und in kleine Würfel schneiden. Das Öl in einem Topf erhitzen und die Kartoffeln zusammen mit der Paprika darin unter Rühren andünsten. Die Brühe angießen, das Ganze aufkochen, die Bohnen hinzugeben und das Gemüse zugedeckt etwa sieben Minuten bei milder Hitze köcheln lassen. Das Würstchen in dünne Scheiben schneiden (das zweite können Sie morgen essen!). Das Gemüse mit Pfeffer, Muskat und Salz würzen, die Kräuter untermischen und alles aufkochen lassen. Die Wurstscheiben untermischen, im Gemüse heiß werden lassen, dann das Ganze mit saurer Sahne leicht binden.

3. Zwischenmahlzeit
Pro Person 53 kcal

Tomatendrink mit Kresse
0,2 l Tomatensaft
1 TL Instant-Haferflocken (3 g)
1/2 Kästchen Kresse
1 Spritzer Zitronensaft
weißer Pfeffer

Den Tomatensaft mit den Haferflocken verquirlen. Die Kresse abschneiden, fein hacken und untermischen. Den Drink mit Zitronensaft und Pfeffer würzen.

Abendessen
Pro Person 367 kcal

Bunte Salatschüssel mit Schinken und Ei
1/2 Bund Radieschen (Rest)
75 g grüne Bohnen (TK-Ware)
Salz
1 rote Paprikaschote (150 g)
einige Blätter Blattsalat (Kopfsalat, Lollo bionda, Römersalat, Friseesalat o. a.)
1/2 kleine Zwiebel
1 EL Weißweinessig
weißer Pfeffer, Zucker

1 EL Sonnenblumenöl (10 g)
1 kleine Scheibe gekochter Schinken ohne Fettrand (25 g)
1 hart gekochtes Ei (Gew. Kl. M)

Die Radieschen waschen, putzen und in feine Stifte schneiden. Die Bohnen in kochendes Salzwasser geben und fünf Minuten sprudelnd kochen. Abgießen, abschrecken und in der Mitte durchschneiden. Die Paprikaschote waschen, putzen und fein würfeln. Die Salatblätter waschen, putzen und in mundgerechte Stücke pflücken. Diese Zutaten in einer Schüssel locker mischen. Die Zwiebelhälfte schälen, fein hacken und mit Essig, Pfeffer, Zucker, etwas Salz und 1 Esslöffel Wasser verrühren, das Öl untermischen und das Dressing unter den Salat heben. Den Schinken in ganz feine Streifen schneiden und untermischen. Das Ei pellen, in Scheiben oder Viertel schneiden und auf dem Salat anrichten.

4. Zwischenmahlzeit
Pro Person etwa 169 kcal

Fruchtspießchen
1 kleine Banane (100 g geschält)
2 Kiwis (150 g)

Die Banane und die Kiwis schälen. Die Banane in ein Zentimeter dicke Scheiben und die Kiwis in mundgerechte Stücke schneiden. Die Fruchtstücke abwechselnd auf Zahnstocher stecken und auf einem Teller anrichten.

Kalorien (kcal) insgesamt: 1493 kcal

Schon ist vorbei der dritte Tag,
bis jetzt lief alles ohne Plag'.
Nur nicht aufgeben heißt die Devise,
denk an die Tiere auf der Wiese.
Mit Ruhe und Gemütlichkeit
macht überhaupt kein Frust sich breit.
Nimm dir stets reichlich Zeit zum Essen,
beobachte mal, wie langsam Kühe fressen!
Sie kauen lange und sehr gründlich,
der Magen reagiert darauf empfindlich.
Er meldet schon nach kurzer Zeit,
jetzt bin ich satt, es ist so weit,
um mit dem Essen aufzuhören,
und kein Völlegefühl heraufzubeschwören.
So genießt du das Essen still und leise
und wirst satt auf leichte Weise.
Wer schnell sehr viel hinunterschlingt,
dem eine Sättigung nicht gelingt.
Er isst viel mehr, als er verträgt,
was ihm dann sehr zu B(a)uche schlägt.

4. Tag: Heute gibt es Fisch!

Frühstück
Pro Person 304 kcal

Knuspriges Müsli mit Banane
1 kleine Banane (100 g geschält)
5 EL Cornflakes (25 g)
1 Becher Magermilchjoghurt (150 g, 0,2 % Fett)
1 EL Honig (20 g)

Die Banane schälen und in dünne Scheiben schneiden. Die Cornflakes untermischen, den Joghurt glatt rühren und unterheben. Dann den Honig darüber träufeln.

1. Zwischenmahlzeit
Pro Person 135 kcal

Knäckebrot mit Ei
1 hartgekochtes Ei (Gew. Kl. M)
1 Scheibe Knäckebrot
1 TL Halbfettmargarine
Salz

Das Ei pellen und in Scheiben schneiden. Das Brot mit der Halbfettmargarine bestreichen, die Eischeiben schuppenartig darauf legen und leicht salzen.

TIPP:
Dazu trinken Sie Kaffee oder Tee. Auch Tomatensaft (100 Milliliter haben 17 kcal, bitte dazu zählen!) schmeckt prima zu diesem Snack.

2. Zwischenmahlzeit
Pro Person 112 kcal

Orangendrink
0,2 l Orangensaft
1 EL Instant-Haferflocken (5 g)

Den Orangensaft mit den Haferflocken verquirlen und den Drink mit einem dicken Trinkhalm servieren.

Mittagessen
Pro Person 412 kcal

Fischfilet und Kartoffelcurry
125 g Kabeljaufilet
1 TL Zitronensaft
weißer Pfeffer, Salz
1 EL Mehl (10 g)
325 g kleine Kartoffeln (150 g für das Mittagessen, 175 g für das Abendessen)
1 Paprikaschote (100 g)
1 kleine Zucchini (100 g)
1/2 kleine Zwiebel
Currypulver
1 TL Butter (5 g)
75 g Gemüsebrühe (aus Instantpulver)
1 EL Sonnenblumenöl

Das Fischfilet kalt abbrausen, trocken tupfen, mit Zitronensaft einreiben und kurz durchziehen lassen. Wieder abtupfen und mit Pfeffer und Salz würzen. Rundherum mit Mehl bestäuben. Die Kartoffeln waschen und knapp mit Wasser bedeckt etwa 25 Minuten garen. Abschrecken, pellen und die angegebene Menge für das Abendessen aufheben. Den Rest würfeln. Die

Paprikaschote und die Zucchini waschen, putzen und in Würfel schneiden. Die Zwiebelhälfte schälen und fein hacken. Die Butter in einem Topf erhitzen und die Zwiebelwürfel darin andünsten. Die Paprika- und Zucchinistückchen dazu geben und kurz mitdünsten. Dann die Kartoffelstücke zugeben und das Ganze mit Pfeffer, Curry sowie Salz würzen. Die Brühe angießen und das Kartoffelcurry kurz zugedeckt bei schwacher Hitze etwa acht Minuten schmoren lassen. Inzwischen das Öl in einer beschichteten Pfanne erhitzen und das Fischfilet darin von jeder Seite vier Minuten bei milder Hitze braten. Das Kartoffelcurry zusammen mit dem Fischfilet anrichten.

3. Zwischenmahlzeit
Pro Person 135 kcal

Müslijoghurt

1 Becher Magermilchjoghurt (150 g, 0,2 % Fett)
2 EL Cornflakes
1/2 TL Leinsamen
1 TL Honig (10 g)

Den Joghurt durchrühren und die Cornflakes sowie den Leinsamen untermischen. Den Honig darüber träufeln.

Abendessen
Pro Person 309 kcal

Kartoffelsalat

175 g gekochte gepellte Kartoffeln (Rest vom Mittag)
1/2 kleine Zwiebel
1 Stück Salatgurke (100 g)
1/2 rote Paprikaschote (75 g)

2 EL Maiskörner aus der Dose (50 g)
50 ml heiße Gemüsebrühe
1 TL Weißweinessig
weißer Pfeffer, Salz
1 EL Sonnenblumenöl
1 EL gehackte Petersilie oder Schnittlauchröllchen

Die Kartoffeln in dünne Scheiben schneiden. Die Zwiebelhälfte schälen und fein hacken. Das Gurkenstück und die Paprikahälfte waschen, trocken tupfen, aus der Paprika die Innenteile und Kerne entfernen, dann das Gemüse in kleine Würfel schneiden und zusammen mit den Maiskörnern und den Zwiebelwürfeln unter die Kartoffeln mischen. Die heiße Brühe unterheben. Die restlichen Zutaten miteinander verrühren und ebenfalls unter den Kartoffelsalat heben.

TIPP:
Wenn Ihr Hunger sehr groß ist und Ihr Kalorienkonto es zulässt, dann machen Sie sich dazu das zweite Wiener Würstchen (Rest vom Vortag) heiß. Ein Wienerle wiegt meist etwa 50 Gramm, das sind etwa 150 kcal. Wer gerne Senf dazu isst (oder Ketchup), braucht das nicht extra zu berechnen. So genau sind wir nun auch nicht. Absolut tabu ist jedoch Mayonnaise.

4. Zwischenmahlzeit
Pro Person 81 kcal

Frisches Obst
1 Apfel (150 g)

Kalorien (kcal) insgesamt: 1488 kcal

Da war ein Rock, der schon lang nicht mehr passte,
und der Entschluss, dass ab jetzt ich mal faste.
Das hat leider wieder mal nicht funktioniert,
deshalb hab´ ich es jetzt mit Grazing probiert.

5. Tag: Wie wär´s mal wieder mit Eintopf?

Frühstück
Pro Person 319 kcal

Bananenschnitten mit Quark
2 Scheiben Pumpernickel (à 50 g)
2 gehäufte EL Magerquark (ca. 60 g)
1 kleine Banane (100 g geschält)

Die Brote mit dem Quark bestreichen. Die Banane schälen, in Scheiben schneiden und die Brote damit belegen. Die Brote diagonal durchschneiden.

TIPP:
Kinder lieben dieses Frühstück. Servieren Sie ihnen dazu einen heißen Kakaotrunk aus fettarmer Milch (150 Milliliter, 1,5 Prozent Fett). Das Getränk hat etwa 100 kcal. Statt der Banane können Sie auch einen Apfel, eine Birne oder Erdbeerscheiben nehmen. Verwenden Sie möglichst frisches Obst der Saison.

1. Zwischenmahlzeit
Pro Person 87 kcal

Gurkenmix
1 Stück Salatgurke (ca. 150 g)
1 TL Zitronensaft
2 EL gehackte Petersilie oder Dill
100 g Magermilchjoghurt
1 EL saure Sahne (25 g, 10 % Fett)
weißer Pfeffer, Salz

Das Gurkenstück schälen, klein schneiden und zusammen mit den restlichen Zutaten im Mixer fein pürieren. Den Drink in ein Glas geben und mit einem dicken Trinkhalm servieren.

TIPP:
Das schmeckt und macht munter! Geben Sie im Sommer zuerst zwei Eiswürfel ins Glas und gießen Sie den Drink darauf. Das erfrischt super und hat wenig Kalorien! Probieren Sie den Drink auch mit anderen wasserreichen Gemüsearten, zum Beispiel mit Wassermelone und Tomaten.

2. Zwischenmahlzeit
Pro Person 100 kcal

Tomatenbrote
2 Scheiben Knäckebrot (à 10 g)
1 TL Halbfettmargarine (5 g)
1 Tomate (ca. 100 g)
einige Zwiebelringe nach Geschmack
weißer Pfeffer, Salz

Die Knäckebrotscheiben dünn mit der Halbfettmargarine bestreichen. Die Tomate waschen, trockentupfen, in Scheiben schneiden und die Brote damit belegen. Die Zwiebelringe darauf verteilen und das Ganze mit Pfeffer sowie Salz würzen.

Mittagessen
Pro Person 354 kcal

Gemüseeintopf mit Brot
100 g Karotten
1 Stück Lauch (75 g)
1 Stückchen Knollensellerie (50 g)
100 g Kartoffeln
1/2 kleine Zwiebel
1 TL Butter (5 g)
75 g grüne Bohnen (TK-Ware)
400 ml Gemüsebrühe (aus Instantpulver)
1/2 TL getrockneter Majoran
weißer Pfeffer
1 Stück Baguette (50 g)

Das Gemüse waschen und putzen. Die Karotten, den Sellerie und die Zwiebelhälfte schälen. Die Zwiebelhälfte fein würfeln, das restliche Gemüse klein schneiden. Die Butter in einem Topf erhitzen und die Zwiebeln darin glasig dünsten. Das restliche Gemüse inklusive der Bohnen dazugeben und unter Rühren bei mäßiger Hitze kurz andünsten, dann die Brühe angießen, den Majoran unterrühren und das Ganze zugedeckt bei mäßiger Hitze etwa zehn Minuten garen. Den Eintopf mit Pfeffer abschmecken und zusammen mit dem Baguette servieren.

3. Zwischenmahlzeit
Pro Person 191 kcal

Früchtequark
100 g Magerquark
2 EL Magermilchjoghurt (50 g, 0,2 % Fett)

1 Apfel (150 g) oder anderes Obst der Saison (Birne, Orange, Mandarine, Erdbeere)
1 TL Vanillezucker (5 g)
Süßstoff nach Geschmack

Den Quark mit dem Joghurt glatt rühren. Den Apfel waschen, trockentupfen, vierteln, das Kerngehäuse entfernen und die Apfelstücke in kleine Würfel schneiden. Den Vanillezucker unter den Quark rühren, die Creme mit Süßstoff abschmecken und die Apfelstückchen untermischen.

Abendessen
Pro Person 298 kcal

Bunter Maissalat
einige Salatblätter (Lollo bionda, Kopfsalat, Frisee, Römersalat etc.)
100 g Maiskörner aus der Dose
1 kleine rote Paprikaschote (100 g)
1 Stück Salatgurke (100 g)
1/2 kleine Zwiebel
1 Scheibe gekochter Schinken ohne Fettrand (30 g)
1 EL Weißweinessig
weißer Pfeffer, Salz
1 EL Sonnenblumenöl

Die Salatblätter waschen, trockenschleudern, putzen und in mundgerechte Stücke pflücken. Eine Salatschüssel damit auslegen. Die Maiskörner abtropfen lassen und in eine andere Schüssel geben. Die Paprika und das Gurkenstück waschen, trockentupfen und putzen. Beides in kleine Würfel schneiden und unter den Mais mischen. Die Zwiebelhälfte schälen, fein hacken und untermischen. Die Schinkenscheibe in dünne Streifen schneiden und unter das Gemüse mischen. Den Essig mit Pfeffer und Salz verrühren, einen Esslöffel Wasser zugeben, dann das Öl untermischen und das Dressing unter den Maissalat heben. Den Salat in die mit Salatblättern ausgelegte Schüssel füllen und servieren.

4. Zwischenmahlzeit
Pro Person 145 kcal

Gurkensticks mit Kräuterdip
250 g Salatgurke
3 EL Magerquark (75 g)
2 EL saure Sahne (50 g, 10 % Fett)
weißer Pfeffer, Salz
2 EL fein gehackter Dill

Das Gurkenstück waschen, falls nötig schälen, dann in mundgerecht Stücke schneiden und auf Zahnstocher stecken. Den Quark mit der sauren Sahne verrühren, die Creme mit Pfeffer sowie Salz würzen und den Dill untermischen. Den Dip zusammen mit den Gurkensticks anrichten.

Kalorien (kcal) insgesamt: 1494 kcal

Heißhunger ist dir seit Tagen fremd,
die Naschlust ist auch sehr gehemmt,
sei froh, dass du dich hast besonnen
und mit Grazing gut hast abgenommen.
Sollten dich dennoch Essgelüste plagen,
dann brauchst du gar nicht zu verzagen.
Äpfel, Birnen und andere Früchte
machen deinen Erfolg nicht zunichte.
Halte stets Obst und Gemüse bereit,
denn solche Kost hat noch keiner bereut.
Experten raten zur Ampel-Regel,
sie senkt automatisch den Kalorienpegel.
Iss jeden Tag rot, gelb und grün,
dann wird's auch dem Kreislauf besser gehen.
Tomaten, Paprika, Karotten, Salat,
auch Knoblauch, Pilze, Kräuter und Spinat,
wertvolle Pflanzenöle zum Dünsten und Braten,
damit ist deine Gesundheit bestens beraten.

6. Tag: Reis entschlackt und entwässert!

Frühstück
Pro Person 252 kcal

Reiswaffeln mit Honig
4 runde Scheiben Reiswaffeln (Fertigprodukt, à etwa 7 g)
2 EL Magerquark (50 g)
2 TL Halbfettmargarine
2 TL Honig
1 Kiwi (70 g)
100 ml Orangensaft

Zwei Reiswaffeln mit dem Quark und zwei mit der Halbfettmargarine bestreichen. Auf die Quarkschnitten den Honig verteilen. Die Kiwi schälen, in Scheiben schneiden und die anderen beiden Reiswaffeln damit belegen. Den Orangensaft dazu servieren.

1. Zwischenmahlzeit
Pro Person 55 kcal

Tomatencocktail
5 EL Orangensaft
150 ml Tomatensaft
1 TL Instant-Haferflocken
weißer Pfeffer
1 Spritzer Tabasco nach Geschmack

Den Orangensaft mit dem Tomatensaft verquirlen, die Haferflocken unterrühren und den Drink mit Pfeffer und nach Belieben mit ein wenig (!) Tabasco würzen. In ein Glas füllen und kühl trinken.

2. Zwischenmahlzeit
Pro Person 110 kcal

Reiswaffeln mit Käse
2 Reiswaffeln (à 7 g)
1 Ecke Schmelzkäse (25 g)
1 kleine Tomate

Die Reiswaffeln mit dem Schmelzkäse bestreichen. Die Tomate waschen, trockentupfen, vierteln, die Stielansätze herausschneiden und die Reiswaffeln damit garnieren.

Mittagessen
Pro Person 503 kcal

Geschnetzeltes mit Reis
50 g Langkornreis (Rohgewicht)
1 TL Butter (5 g)
1 rote Paprikaschote (100 g)
1 Karotte (100 g)
100 g Zucchini
1 Stück Lauch (75 g)
1/2 kleine Zwiebel
100 g Putenschnitzel
1 EL Sonnenblumenöl
weißer Pfeffer, Paprikapulver edelsüß, Currypulver, Salz
125 ml Gemüse- oder Hühnerbrühe (aus Instantpulver)

Den Reis kalt abbrausen und abtropfen lassen. Die Butter in einem Topf erhitzen, den Reis unter Rühren darin glasig werden lassen, dann mit 125 Milliliter Wasser aufgießen und das Ganze aufkochen. Den Reis zugedeckt bei milder Hitze etwa 20 Minuten aufquellen lassen. Inzwischen die Paprika, die Karotte, das Zucchinistück sowie den Lauch waschen und putzen. Die Karotte schälen. Das Gemüse in feine Streifen schneiden. Die Zwiebel schälen und fein hacken. Das Fleisch kalt abspülen, trockentupfen und in schmale Streifen schneiden. Das Öl in einer beschichteten Pfanne erhitzen und die Zwiebeln darin andünsten, das Fleisch hinzugeben, unter mehrmaligem Wenden rundherum anbraten, dann das Gemüse hinzugeben und das Ganze kräftig würzen. Etwas Brühe angießen und die Mischung zugedeckt bei mäßiger Hitze zehn Minuten schmoren lassen. Zwischendurch umrühren. Die restliche Brühe unterrühren und das Geschnetzelte offen noch drei Minuten köcheln lassen. Den Reis durchrühren und zum Geschnetzelten servieren.

3. Zwischenmahlzeit
Pro Person 192 kcal

Reiswaffel-Knuspermüsli
2 Reiswaffeln (à 7 g)
1 Apfel (150 g)
2–3 EL Magermilchjoghurt (50 g, 0,2 % Fett)
2 EL Orangensaft
1 TL Honig (10 g)

Die Reiswaffeln in kleine Stücke brechen. Den Apfel waschen, trockentupfen, vierteln, das Kerngehäuse entfernen und die Apfelviertel klein schneiden. Die Apfelstücke unter die Reiswaffelstückchen mischen, den Orangensaft und den Joghurt untermischen und den Honig über das Müsli träufeln.

Abendessen
Pro Person 262 kcal

Reissuppe »Asia«
1 rote oder gelbe Paprikaschote (100 g)
150 g Karotten
1/2 Zwiebel
1 TL Sonnenblumenöl
30 g Langkornreis (Rohgewicht)
400 ml Gemüse- oder Hühnerbrühe (aus Instantpulver)
weißer Pfeffer, Currypulver, Salz
2 EL Mungbohnensprossen aus dem Glas (50 g)
1 EL gehackte Petersilie

Die Paprikaschote waschen, putzen und fein würfeln. Die Karotten waschen, putzen, schälen und ebenfalls fein würfeln. Die Zwiebelhälfte schälen und fein hacken. Das Öl in einem Topf erhitzen und die Zwiebelwürfel darin glasig werden lassen. Die Paprika- und Karottenstückchen dazugeben und unter Rühren fünf Minuten bei mäßiger Hitze andünsten. Den Reis einstreuen, kurz mitdünsten, dann die Brühe angießen und das Ganze aufkochen lassen. Zugedeckt bei milder Hitze etwa 20 Minuten ausquellen lassen, bis der Reis gar ist. Die Suppe im Topf mit einem Passierstab kurz durchmixen, bis sie sämig ist. Mit Pfeffer, Curry und Salz würzen. Die Mungbohnenkeimlinge abtropfen lassen, grob zerkleinern und untermischen. Die Suppe mit Petersilie bestreuen.

4. Zwischenmahlzeit
Pro Person 94 kcal

Frisches Obst
1 Banane (100 g geschält)

Kalorien (kcal) insgesamt: 1468 kcal

Außer meiner Oberweite
ging auch der Hintern in die Breite.
Am Körperbau lag das wohl nicht,
es war nur einfach Übergewicht.
Weil mir das Essen so gut schmeckt,
habe ich nun abgespeckt.
Das geht doch gar nicht, denkst du dir,
natürlich, das siehst du doch an mir!
Mit Grazing klappt es garantiert,
wohl dem, der dieses mal probiert!
Die Laune steigt, jetzt lachst du wieder,
im Sport stärkst du die faulen Glieder.
Du wirst schnell fit, du glaubst es kaum,
die Pfunde schwinden wie im Traum.

7. Tag: Ich mag es italienisch!

Frühstück
Pro Person 282 kcal

Tomatentoast mit Mozzarella
2 Scheiben Toastbrot (à ca. 20 g)
2 TL Halbfettmargarine (à 5 g)
1 Tomate (ca. 75 g)
50 g Mozzarella in Scheiben
(ital. Lakekäse mit 45 % F. i. Tr.)
weißer Pfeffer aus der Mühle

Die Brote dünn mit der Halbfettmargarine bestreichen. Die Tomaten waschen, trockentupfen, den Stielansatz herausschneiden und die Tomate in Scheiben schneiden. Die Tomatenscheiben auf die Brote legen, darauf den Mozzarella verteilen und das Ganze unter dem Grill überbacken, bis der Käse zerläuft. Mit Pfeffer bestreut servieren.

1. Zwischenmahlzeit
Pro Person 75 kcal

Aprikosenjoghurt
1 Becher Magermilchjoghurt (150 g, 0,2 % Fett)
1 Aprikose (40 g)
Süßstoff nach Geschmack

Den Joghurt glatt rühren. Die Aprikose waschen, trockentupfen, halbieren, entsteinen, das Fruchtfleisch klein schneiden und untermischen. Den Joghurt mit Süßstoff abschmecken.

2. Zwischenmahlzeit
Pro Person 95 kcal

Frisches Obst
1 Spalte Wassermelone (250 g)

Mittagessen
Pro Person 362 kcal

Gemüse-Makkaroni-Gratin
30 g Makkaroni oder andere italienische Nudeln (Rohgewicht)
Salz
1 kleine Knoblauchzehe
1/2 kleine Zwiebel
200 g Zucchini
200 g rote Paprikaschoten
1 EL Olivenöl
getrocknetes Basilikum und Estragon
weißer Pfeffer
1 TL Tomatenmark
100 ml Gemüsebrühe (aus Instantpulver)
etwas Öl für die Form
2 EL geriebener Parmesan (30 g)

Die Nudeln in etwa 300 Milliliter kochendes Salzwasser geben und knapp bissfest garen. Inzwischen die Knoblauchzehe sowie die Zwiebelhälfte schälen und fein hacken. Das restliche Gemüse waschen, putzen und in Streifen oder Würfel schneiden. Das Öl in einem Topf erhitzen und den Knoblauch zusammen mit der Zwiebel darin andünsten. Das Gemüse dazugeben, die Kräuter untermischen und das Ganze kurz andünsten. Mit Pfeffer würzen und das Tomatenmark sowie die Brühe einrühren. Die Nudeln abgießen, abschrecken und abtropfen lassen. Den Backofen auf 200° C vorheizen. Eine längliche Gratinform leicht mit Öl ausstreichen, die Nudeln der Länge nach in die Form legen und die Gemüsemischung darüber verteilen. Das Ganze mit Käse bestreuen und im Backofen auf der mittleren Einschubleiste etwa 15 Minuten backen.

3. Zwischenmahlzeit
Pro Person 128 kcal

Mokkamilch
0,2 l kalte Milch
1 gehäufter TL Instant-Kaffeepulver
Süßstoff nach Geschmack

Die Milch mit dem Kaffeepulver verquirlen und den Drink mit Süßstoff abschmecken.

TIPP:
Für Kinder nehmen Sie koffeinfreies Kaffeepulver oder ein Kaffeeersatzprodukt wie löslichen Landkaffee (z. B. Caro).

Abendessen
Pro Person 424 kcal

Crostini mit Tomaten und Kräuter-Rührei
4 schräg geschnittene Scheiben Baguette oder Ciabatta-Brot (à ca. 20 g)
1 angeschnittene Knoblauchzehe zum Einreiben (nach Geschmack)

1 TL Halbfettmargarine (5 g)
1 große Tomate (ca. 100 g)
1 Ei (Gew. Kl. M)
4 EL Milch
1 EL geriebener Parmesan (10 g)
1 EL fein gehackte Petersilie
getrocknetes Basilikum
weißer Pfeffer, Salz
1 TL Sonnenblumen- oder Olivenöl

Die Brotscheiben goldgelb vortoasten, dann eine Seite mit Knoblauch abreiben und ganz dünn mit der Halbfettmargarine bestreichen. Die Tomate waschen, trockentupfen, den Stielansatz herausschneiden und die Tomate in dünne Scheiben schneiden. Die Tomatenscheiben auf die Brote legen. Das Ei mit Milch, Parmesan und Kräutern verquirlen und mit Pfeffer sowie Salz würzen. Eine beschichtete Pfanne erhitzen, mit Öl ausstreichen und die Eimasse darin verteilen. Bei milder Hitze stocken lassen, etwas zusammenschieben, wenden und fertig backen. Das Rührei auf die Crostini verteilen und das Ganze sofort servieren. Oder unter dem Grill noch einmal erhitzen.

4. Zwischenmahlzeit
Pro Person 95 kcal

Frisches Obst
1 Spalte Wassermelone (250 g)

Kalorien (kcal) insgesamt: 1461 kcal

Die erste Woche ist nun rum,
so schnell und einfach – gar nicht dumm!
Die Waage zeigt ganz deutlich an,
was mit dem Speck sich hat getan:
Schon drei Pfund weg in sieben Tagen,
ohne sich dafür zu plagen?
Das ist für Leute kaum zu fassen,
die sich Diätstress bieten lassen.
Du bist mit Grazing auf der besseren Seite,
als alle anderen Abspeck-Leute.

8. Tag: Kartoffeln sind super als Schlank- und Sattmacher!

Frühstück
Pro Person 302 kcal

Cornflakes mit Früchten
100 g frische Früchte der Saison (z. B. Erdbeeren, Aprikosen, Weintrauben, Birnen, Honigmelone, Banane etc.)
6 EL Cornflakes (ca. 30 g)
1 EL gehackte Haselnusskerne oder Mandeln
150 ml Milch
Süßstoff

Die Früchte waschen, putzen, je nach Sorte entsteinen und/oder schälen, dann das Fruchtfleisch klein schneiden und zusammen mit den Cornflakes in ein Schälchen geben. Die Nüsse oder Mandeln untermischen, die Milch unterrühren und das Müsli mit Süßstoff abschmecken.

1. Zwischenmahlzeit
Pro Person 82 kcal

Schinkenknäcke
1 Scheibe Knäckebrot (10 g)
etwas Halbfettmargarine
1 dünne Scheibe gekochter Schinken ohne Fettrand (25 g)
1 kleines Gewürzgürkchen zum Garnieren

Das Brot dünn mit der Halbfettmargarine bestreichen, die Schinkenscheibe in der Mitte zusammenfalten, auf das Brot legen und mit einem Gurkenfächer garnieren.

2. Zwischenmahlzeit
Pro Person 94 kcal

Buttermilch-Orangen-Drink
100 g Buttermilch
100 ml Orangensaft
1 TL Instant-Haferflocken
Süßstoff zum Abschmecken

Die Buttermilch mit dem Orangensaft und den Haferflocken gut verquirlen, den Drink mit Süßstoff abschmecken und in ein hohes Glas gießen. Mit dickem Trinkhalm servieren.

TIPP:
Statt Buttermilch können Sie auch Magermilchjoghurt (max. 0,3 % Fett) verwenden. Es gibt ihn stichfest zum Löffeln und gerührt. Der gerührte ist besonders cremig und schmeckt sehr mild. Man denkt meist, er hätte einen höheren Fettgehalt, denn sein Aroma ist hervorragend und macht ihn so zum beliebtesten Joghurt für Mixgetränke!

Mittagessen
Pro Person 429 kcal

Kartoffelgratin
250 g Kartoffeln
1/2 kleine Knoblauchzehe
1/2 kleine Zwiebel
1 kleine Stange Lauch (100 g)
1 TL Butter (5 g)
1 TL Mehl (5 g)
5 EL Milch

150 ml Fleisch- oder Gemüsebrühe (aus Instantpulver)
weißer Pfeffer, geriebene Muskatnuss, Salz
50 g Mozzarella (ital. Lakekäse, 45 % F. i. Tr.)

Die Kartoffeln schälen und in dünne Scheiben hobeln. Den Knoblauch und die Zwiebel schälen und fein hacken. Den Lauch waschen, putzen und in feine Streifen schneiden. Die Butter in einem Topf erhitzen und den Knoblauch zusammen mit der Zwiebel und dem Lauch darin andünsten. Das Mehl darüber stäuben und das Ganze unter Rühren hell anschwitzen. Mit der Milch und der Brühe ablöschen, unter Rühren aufkochen und zu einer klumpenfreien Sauce verrühren. Mit Pfeffer, Muskat und Salz würzen. Den Backofen auf 200° C vorheizen. Die Kartoffelscheiben in eine kleine Gratinform einschichten und die Sauce darüber verteilen. Den Mozzarella abtropfen lassen, in Scheiben schneiden und darauf verteilen. Das Ganze auf der mittleren Einschubleiste etwa 40 Minuten backen.

3. Zwischenmahlzeit
Pro Person 98 kcal

Reisschnitten mit Tomaten
2 Reisschnitten (Reiswaffeln, Reisscheiben, à ca. 7 g)
2 EL Magerquark (50 g)
1 Tomate (75 g)
weißer Pfeffer aus der Mühle, Salz

Die Reisschnitten mit dem Quark bestreichen. Die Tomate waschen, trockentupfen, den Stielansatz herausschneiden und die Tomate in Scheiben schneiden. Die Tomatenscheiben auf die Reisschnitten verteilen und mit Pfeffer sowie Salz würzen.

Abendessen
Pro Person 299 kcal

Pellkartoffeln mit Kräuterquark
250 g kleine bis mittelgroße Kartoffeln
100 g Magerquark
2 EL Magermilchjoghurt (50 g, 0,2 % Fett)
1 EL Sahne
weißer Pfeffer, Salz
4 EL frische fein gehackte Kräuter
(Schnittlauch, Dill, Petersilie, Kerbel)

Die Kartoffeln waschen, abbürsten und knapp mit Wasser bedeckt im geschlossenen Topf etwa 20 bis 25 Minuten (je nach Größe) garen. Inzwischen den Quark mit dem Joghurt und der Sahne glatt rühren, mit Pfeffer sowie Salz würzen und die Kräuter untermischen. Die fertigen Kartoffeln pellen und zum Kräuterquark servieren.

4. Zwischenmahlzeit
Pro Person 111 kcal

Frisches Obst
150 g Weintrauben

Kalorien (kcal) insgesamt: 1415 kcal

Lasst mich von einem Mann erzählen,
der wollte eine Diät auswählen.
Weil seine Gattin so gut kochte,
auf gar nichts er verzichten mochte.
Doch fügte er sich dem ärztlichen Tipp,
begab sich auf den Fastentrip.
Der Frust war groß, die Laune schlecht,
die Waage gab ihm auch nicht Recht.
Nach zwei Tagen schon hat er es aufgegeben,
enthaltsam wie ein Mönch zu leben.
Jetzt macht er eine neue Kur,
von Verzweiflung keine Spur.
Grazing heißt sein Geheimrezept,
durch Essen hat er abgespeckt.
Er fühlt sich rundum wohl dabei,
kleidet sich wieder nach dem neuesten Schrei.
Seine Kumpels staunen jetzt doch sehr,
denn fröhlich und flott kommt er daher.

9. Tag: Fett sparen ist ganz einfach!

Frühstück
Pro Person 300 kcal

Garnierte Käsebrote mit Kresse
2 Scheiben Pumpernickel (à 50 g)
2 Ecken Schmelzkäse (à 25 g, 30 % F. i. Tr.)
1/2 Kästchen Kresse
einige Radieschen
weißer Pfeffer

Die Brotscheiben mit dem Schmelzkäse bestreichen. Die Kresse knapp über dem Substrat abschneiden, grob hacken und auf die Brote streuen. Die Radieschen waschen, putzen, in Scheiben schneiden und schuppenartig auf die Käsebrote legen.

1. Zwischenmahlzeit
Pro Person 140 kcal

Frischkäse mit Früchten
75 g frisches Obst (z. B. Erdbeeren, Apfel, Aprikose, Weintrauben etc.)
100 g körniger Frischkäse (20 % F. i. Tr.)

Das Obst waschen, putzen, je nach Sorte entsteinen und schälen, dann klein schneiden und auf einem Teller anrichten. Den Frischkäse darauf geben.

2. Zwischenmahlzeit
Pro Person 123 kcal

Knäckebrot mit Gemüseaspik
2 Scheiben Knäckebrot (à 10 g)
2 TL Halbfettmargarine (à 5 g)
3 Scheiben Gemüseaspik (à 20 g)

Die Brote mit der Halbfettmargarine bestreichen. Die Aspikscheiben diagonal halbieren, sodass sechs Aspikdreiecke entstehen, und jedes Knäckebrot mit drei Dreiecken belegen.

TIPP:
Gemüseaspik (Gemüsesülze) besteht aus verschiedenen Gemüsearten (Karotten, Maiskölbchen, Brokkoliröschen, Silberzwiebeln, Paprikaschoten etc.), Aspikmasse (Gelatine) und Gewürzen. Sie wird wie Wurst in Scheiben geschnitten. Gemüseaspik hat fast kein Fett, 100 Gramm (vier bis fünf Scheiben) enthalten nur 38 kcal. Gemüseaspik erhalten Sie an der Wursttheke Ihres Supermarkts. Es gibt auch andere Aspikwaren, zum Beispiel mit gekochtem Schinken, gegartem Hähnchenfleisch, Champignons etc. Alle Aspikwaren sind ausgesprochen fettarm. Sie eignen sich daher prima als Brotbelag in der kalorienbewussten Ernährung.

Mittagessen
Pro Person 355 kcal

Gedünstetes Fischfilet mit Zucchinigemüse
150 g Rotbarschfilet (oder Kabeljau, Seezunge, Scholle)
1 EL Zitronensaft

weißer Pfeffer, Salz
1 EL flüssige Butter
2 EL fein gehackter Dill
1 EL gehackte Petersilie
etwas getrockneter Estragon
100 g Frühlings- oder Lauchzwiebeln
250 g Zucchini
1 TL Olivenöl (5 g)

Das Fischfilet kalt abspülen, trockentupfen, mit dem Zitronensaft einreiben und kurz durchziehen lassen. Wieder abtupfen, mit Pfeffer und Salz würzen und auf ein Stück Alufolie legen. Den Backofen auf 180° C vorheizen. Das Fischfilet mit Butter bestreichen und die Kräuter darüber verteilen. Die Folie oben verschließen und das Fischfilet auf mittlerer Einschubleiste etwa 20 Minuten garen. Inzwischen das Gemüse waschen und putzen. Die Halme der Frühlingszwiebeln in Ringe schneiden, die Zwiebelkörper der Länge nach vierteln. Die Zucchini in Scheiben schneiden. Das Öl in einem Topf erhitzen und das Gemüse darin unter vorsichtigem Wenden andünsten. Auf milder Stufe zugedeckt etwa sieben Minuten dünsten und dann mit Pfeffer und Salz würzen. Das Gemüse zum Fischfilet servieren.

TIPP:
Das Dünsten in Folie ist eine besonders fettarme und schonende Garmethode für zartes Fischfilet. Die wertgebenden Inhaltstoffe bleiben erhalten, der Geschmack von Fisch, Kräutern und Gewürzen kommt durch den Zusatz von etwas Butter voll zur Geltung und das Fischfilet bleibt saftig, weil es im eigenen Saft gart.

3. Zwischenmahlzeit
Pro Person 90 kcal

Tomatensuppe mit Croutons
250 ml Tomatensaft
etwas Instant-Gemüsebrühe
Pfeffer
1 Scheibe Toastbrot oder Baguette oder Ciabattabrot (20 g)
gehackte Petersilie

Den Tomatensaft erhitzen, die Brühe einrühren und die Suppe mit Pfeffer abschmecken. Das Brot toasten, in Würfelchen schneiden und zusammen mit der Petersilie auf die Suppe streuen.

Abendessen
Pro Person 304 kcal

Brotzeitplatte mit Radieschen
1 Scheibe gekochter Schinken ohne Fettrand (25 g)
3 Scheiben Gemüseaspik (à 20 g)
5 Radieschen (50 g)
1 Gewürzgurke (25 g)
2 Scheiben Roggenvollkornbrot (à 50 g)
2 TL Halbfettmargarine (à 5 g)

Den Schinken und die Aspikscheiben auf einem Teller hübsch anrichten. Die Radieschen waschen, putzen und in Scheiben schneiden. Die Gewürzgurke der Länge nach fächerartig einschneiden. Radieschen und Gurken ebenfalls auf dem Teller anrichten. Die Brotscheiben mit der Halbfettmargarine bestreichen, mit dem Schinken und dem Aspik belegen und nach Belieben garnieren.

TIPP:
Dazu schmeckt kühles Bier - aber bitte alkoholarm. Ein Glas (250 ml) alkoholarmes Bier hat 70 kcal.

4. Zwischenmahlzeit
Pro Person 102 kcal

Frischkäse mit Kräutern
100 g körniger Frischkäse (Rest vom Vormittag)
1 EL frische fein gehackte Kräuter (Schnittlauch, Petersilie)

Den Frischkäse mit Kräutern bestreuen und servieren

Kalorien (kcal) insgesamt: 1414 kcal

Viele Kinder, glaubt es mir,
sind alles andere als zu dürr.
Übergewicht in jungen Jahren
birgt gesundheitliche Gefahren.
Oftmals sind auch die Eltern zu dick,
zum Abnehmen fehlt der richtige Kick.
Bequemlichkeit und die Lust am Essen
Lässt jeden Diätplan schnell vergessen.
Viele Diäten sind zu kompliziert,
als dass sie auch ein Kind akzeptiert.
Grazing ist nun ein Programm,
mit dem wirklich jeder abnehmen kann.
Mit sieben feinen Mahlzeiten täglich
wird diese Kur auch für Kinder erträglich.
Reichlich trinken wird empfohlen,
doch bitte nicht Limo und Cola holen.
Besser sind Säfte, Wasser und Tee,
dann schmelzen die Pfunde wie in der Sonne
der Schnee.

10. Tag: Pilze bereichern Eier-, Fleisch- und Gemüsegerichte

Frühstück
Pro Person 333 kcal

Rührei mit Champignons und Schinken
50 g frische Champignons
1 Scheibe gekochter Schinken ohne Fettrand (25 g)
1 EL Sonnenblumenöl (10 g)
1 Ei (Gew. Kl. M)
2 EL Milch
weißer Pfeffer, Salz
etwas gehackte Petersilie
1 Scheibe Roggenvollkornbrot (50 g)

Die Champignons waschen, trockentupfen, putzen und in dünne Scheiben schneiden. Den Schinken in feine Streifen schneiden. Das Öl in einer beschichteten Pfanne erhitzen und die Pilze zusammen mit dem Schinken darin bei milder Hitze anbraten. Das Ei mit der Milch verquirlen, mit Pfeffer sowie Salz würzen und die Petersilie untermischen. Die Eimasse über die Pilz-Schinken-Mischung gießen, stocken lassen und alles zu einem lockeren Rührei fertig braten. Das Rührei auf dem Brot verteilen.

1. Zwischenmahlzeit
Pro Person 94 kcal

Frisches Obst
200 g Aprikosen

Die Aprikosen waschen, trockentupfen, halbieren, entsteinen und in Spalten schneiden.

TIPP:
Statt Aprikosen können Sie auch andere Früchte der Saison nehmen. Eine Banane (100 Gramm geschält) hat genauso viel Kalorien. Wenn Sie Erdbeeren nehmen (100 Gramm haben 33 kcal), können Sie etwa 300 Gramm essen. 100 Gramm Wassermelone haben 38 kcal. Davon können Sie etwa 250 Gramm zu sich nehmen. Birnen haben pro 100 Gramm 55 kcal, etwa 170 g Birnen können Sie genießen (das gilt auch für Äpfel).

2. Zwischenmahlzeit
Pro Person 130 kcal

Knäckebrot mit Quark und Honig
2 Scheiben Knäckebrot (à 10 g)
2 EL Magerquark (50 g)
2 TL Honig (10 g)

Die Knäckebrote mit Quark bestreichen und den Honig darauf verteilen.

Mittagessen
Pro Person 411 kcal

Schinkenrolle und Kräuterreis mit Pilzen und Mais
60 g Langkornreis (Rohgewicht)
1 TL Butter (5 g)
Salz
getrockneter Thymian, Estragon und Majoran

100 g frische Champignons
2 EL Maiskörner aus der Dose (50 g)
weißer Pfeffer
1 dickere Scheibe gekochter Schinken ohne Fettrand (30 g)
1 TL geriebener Meerrettich aus dem Glas
(oder mittelscharfer Senf)
1 EL saure Sahne (25 g, 10 % Fett)
2 EL gehackte Petersilie oder Schnittlauch
1 TL Bratensauce (Instantpulver für 60 ml Sauce)

Den Reis kalt abbrausen und abtropfen lassen. Die Butter in einem Topf erhitzen, den Reis hinzugeben und unter Rühren glasig werden lassen. 125 Milliliter Wasser, etwas Salz und die getrockneten Kräuter hinzugeben, das Ganze aufkochen lassen und zugedeckt bei milder Hitze etwa zehn Minuten ausquellen lassen. Die Champignons waschen, putzen, klein schneiden und untermischen. Den Mais abtropfen lassen und unterheben. Das Ganze zugedeckt weitere zehn Minuten bei schwacher Hitze garen. Die Schinkenscheibe mit dem Meerrettich (oder Senf) und der sauren Sahne bestreichen, die Petersilie darauf verteilen und die Scheibe aufrollen. Mit einem Zahnstocher oder einer Rouladennadel feststecken. Etwa 60 Milliliter Wasser aufkochen, das Saucenpulver einrühren und die Sauce eine Minute köcheln lassen. Den Reis zusammen mit der Schinkenrolle auf einem Teller anrichten und die Sauce darüber verteilen.

3. Zwischenmahlzeit
Pro Person 74 kcal

Frisches Obst
100 g Weintrauben (oder 150 g Aprikosen, Äpfel, Birnen, Orangen oder Mandarinen)

Abendessen
Pro Person 333 kcal

Nudelsalat
40 g Hörnchennudeln oder Gabelspaghetti (Rohgewicht)
Salz
1/2 rote Paprikaschote (75 g)
1 Stück Zucchini (100 g)
2–3 kleine frische Champignons (40 g)
1/2 kleine Zwiebel
1 Gewürzgurke (25 g)
2 EL Maiskörner aus der Dose (50 g)
1 Scheibe gekochter Schinken ohne Fettrand (25 g)
1/2 TL geriebener Meerrettich aus dem Glas oder mittelscharfer Senf
1 EL Weißweinessig
weißer Pfeffer
1 TL Sonnenblumenöl (5 g)

Die Nudeln in 500 Milliliter leicht gesalzenem Wasser nach Packungsanweisung bissfest kochen. Abgießen und gut abtropfen lassen. Die Paprikaschote und die Zucchini waschen, putzen und in feine Streifen schneiden. Die Champignons in feine Scheiben schneiden. Die Zwiebel und die Gewürzgurke fein hacken und mit dem Mais, dem restlichen Gemüse und den Champignons unter die abgekühlten Nudeln heben. Den in Streifen geschnittenen Schinken zugeben. Den Meerrettich mit dem Weißweinessig, etwas Pfeffer und dem Sonnenblumenöl verrühren, über den Salat träufeln und etwas ziehen lassen.

4. Zwischenmahlzeit
Pro Person 113 kcal

Tomatenknäcke
2 Scheiben Knäckebrot (à 10 g)
2 TL Halbfettmargarine
1 Tomate (75 g)
weißer Pfeffer, Salz

Die Knäckebrote mit der Halbfettmargarine bestreichen. Die Tomate waschen, trockentupfen, den Stielansatz herausschneiden und die Tomate in Scheiben schneiden. Die Scheiben auf die Brote legen und das Ganze mit Pfeffer sowie Salz würzen.

Kalorien (kcal) insgesamt: 1488 kcal

Streng nach dem Motto »Mit mir nicht!«
hielt Frau K. fest am Übergewicht.
Doch vor etwa zwei, drei Wochen,
ist sie darunter zusammengebrochen.
Sie ist gestürzt, es waren nur zwei Stufen,
sofort wurde der Arzt gerufen.
Der Arztbefund ist deutlich und klar,
die Knochen sind sehr in Gefahr.
Zu viel Gewicht, ein schwaches Skelett,
Frau K. ist ganz einfach viel zu fett!
Und weil bis jetzt keine Diät etwas brachte,
sie die Grazing-Kur zwei Wochen lang machte.
Sie musste nicht fasten und blieb gut gelaunt,
ihren Abspeckerfolg der Arzt nun bestaunt.

11. Tag: Mit Hühnchen und Ananas schlank durch den Tag!

Frühstück
Pro Person 356 kcal

Ananas-Quark-Schnitten
2 Scheiben Roggenvollkornbrot (à 50 g)
100 g Magerquark
3 kleine Scheiben Ananas aus der Dose (à 35 g)

Die Brote mit Quark bestreichen. Die Ananasringe halbieren und auf jedes Brot drei Halbringe legen und servieren.

TIPP:
Sie können aus Quark, Ananas und Süßstoff auch einen Ananasquark zubereiten und diesen auf die Brote verteilen. Allerdings sieht das obige Rezept mit den Ananasringen schöner aus.

1. Zwischenmahlzeit
Pro Person 133 kcal

Ananas-Drink mit Kokos
1 kleine Scheibe Ananas aus der Dose (35 g)
1 TL Kokosraspeln (5 g)
Saft von 1 Grapefruit
1 TL Honig
stilles Mineralwasser

Die Ananasscheibe klein schneiden, zusammen mit den anderen Zutaten bis auf das Wasser in ein hohes Rührgefäß geben und alles mit einem Passier- oder Mixstab fein pürieren. Mit etwas Wasser auffüllen und den Drink in ein Glas geben.

2. Zwischenmahlzeit
Pro Person 130 kcal

Knäckebrot mit Geflügelaspik
1 Scheibe Knäckebrot (10 g)
1 TL Halbfettmargarine
2 Scheiben Geflügelaspik
(z. B. mit Gemüse oder mit Champignons 40 g)

Die Knäckebrotscheibe mit der Halbfettmargarine bestreichen, mit dem Geflügelaspik belegen und servieren.

Mittagessen
Pro Person 335 kcal

Hähnchenbrustfilet exotisch
1 dünne Scheibe Hähnchenbrustfilet (ca. 100 g)
weißer Pfeffer, Paprikapulver edelsüß, Currypulver, Salz
1 EL Öl (10 g)
1/2 kleine Zwiebel
200 g frische Champignons
2 Stängel Staudensellerie mit Grün (à 60 g)
2 kleine Scheiben Ananas aus der Dose (à 35 g)
1 TL Bratensauce (Instantpulver, für 60 ml Sauce)

Das Fleisch kalt abspülen, trockentupfen und rundherum mit Pfeffer, Paprika, Curry sowie Salz würzen. Das Öl in einer beschichteten Pfanne erhitzen und das Fleisch darin von beiden Seiten jeweils vier Minuten anbraten. Aus der Pfanne nehmen, auf ein Stück Bratfolie legen und warm halten. Die Zwiebelhälfte schälen, fein hacken und im Bratensatz glasig werden lassen. Die Pilze und den Staudensellerie waschen, putzen, die Pilze blättrig schneiden und den Staudensellerie samt Grün klein schneiden. Die Ananasscheiben in kleine Stücke schneiden. Pilze, Sellerie sowie Ananas zu den Zwiebeln geben, kurz andünsten, dann zugedeckt bei mäßiger Hitze fünf Minuten schmoren lassen. Nach und nach acht Esslöffel Wasser unterrühren, die Pilzmischung durchrühren und das Saucenpulver einrühren. Das Fleisch auf die Pilz-Mischung legen und in der zugedeckten Pfanne heiß werden lassen. Das Fleisch auf der Pilzmischung anrichten und servieren.

VARIATION:
Statt Staudensellerie (Bleichsellerie) können Sie auch Chinakohl oder Chicoree verwenden. Sie harmonieren prima mit der Ananas. Probieren Sie das Rezept auch mal nach italienischer Art: Mit Lauchzwiebeln, Zucchini und roter Paprikaschote. Die Menge des Gemüses sollte 300 bis 400 Gramm betragen. So sättigt die Mahlzeit auch ohne weitere Beilagen.

3. Zwischenmahlzeit
Pro Person 72 kcal

Knusperreiswaffel mit Ananas
1 Scheibe Reiswaffel (7 g)
1 EL Magerquark (25 g)
1 kleine Scheibe Ananas aus der Dose (35 g)

Die Reiswaffel mit dem Quark bestreichen und die Ananasscheibe darauf legen.

Abendessen
Pro Person 308 kcal

Geflügelsalat mit Reis
30 g Langkornreis (Rohgewicht)
Salz
1 kleines gegrilltes Hähnchenschnitzel
(100 g, fettfrei in Folie gebraten oder gegrillt)
1 kleine Scheibe Ananas aus der Dose (35 g)
1 Karotte (75 g)
1 Stückchen Knollensellerie (30 g)
1 Stängel Staudensellerie mit Grün
weißer Pfeffer, Currypulver
2 EL Magermilchjoghurt (50 g, 0,2 % Fett)
1 EL saure Sahne (25 g, 10 % Fett)

Den Reis in etwa 100 Milliliter Salzwasser 20 Minuten körnig kochen. Das Hähnchenfleisch in sehr feine Streifen schneiden und in eine Schüssel geben. Die Ananasscheibe klein schneiden und dazugeben. Die Karotte und das Selleriestück waschen, putzen, schälen, grob raspeln und ebenfalls dazugeben. Den Staudensellerie waschen, putzen, den Stängel in schmale Scheiben schneiden und das Grün fein hacken, dann beides zu den Zutaten in der Schüssel geben und alles locker vermengen. Den Reis abgießen, abschrecken und abtropfen lassen. Unter die Fleisch-Gemüse-Mischung heben und das Ganze mit Pfeffer, Curry sowie Salz würzen. Den Joghurt mit der sauren Sahne verrühren und untermischen. Den Salat etwas durchziehen lassen, dann nochmals abschmecken und servieren.

4. Zwischenmahlzeit
Pro Person 124 kcal

Exotischer Fruchtsalat
2 kleine Scheiben Ananas aus der Dose (à 35 g)
1 Kiwi (70 g)
1 TL Kokosraspeln (5 g)

Die Ananasscheiben klein schneiden und in ein Schälchen geben. Die Kiwi schälen, zuerst in Scheiben, dann in Stücke schneiden und zusammen mit den Kokosraspeln unter die Ananasstücke mischen.

TIPP:
Fruchtsalat können Sie abends immer essen. Er bietet sich während des Fernsehens genauso an wie nebenbei beim Karten- oder Schachspielen. Nehmen Sie die Früchte, die Sie gerade im Haus haben und achten Sie beim Einkauf auf das saisonale Angebot. Sie brauchen Fruchtsalat auch nicht zu süßen, wenn Sie vollreife Früchte verwenden.

Kalorien (kcal) insgesamt: 1458 kcal

Wie wär's mit mehr Gemütlichkeit?
Weil sich das gestresste Herz erfreut.
Dem Stress möglichst aus dem Wege gehen,
ruhiger leben, das wäre sehr schön.
Schau dich mal in der Tierwelt um,
die Tiere sind nämlich gar nicht dumm.
Ob Ziege, Schaf, Pferd oder Kuh,
jedes dieser Tiere braucht seine Ruh.
Stress können sie überhaupt nicht vertragen,
das schlägt auch Tieren auf den Magen.
Sie werden nervös, zickig und krank,
auch bei ihnen liegen die Nerven blank.
Nur mit Ruhe und Gelassenheit
ein Tier sich seines Daseins freut.
Der Mensch in seinem Übermut,
doch meistens ganz das Falsche tut.
Er lässt sich treiben, hetzen, jagen,
von Termindruck und von Hektik plagen,
und daran schuld ist nur er ganz allein,
denn diese Belastung muss wirklich nicht sein.
Er sollte mal »Grazing« ausprobieren,
und sich ausrichten nach den Tieren.
Wie schön es doch ist, sie anzusehen,
wenn sie auf der Weide spazieren gehen.
Sie vermitteln ein schönes Gefühl der Ruhe,
holen uns raus aus dem Großstadt-Getue.
Sie können stundenlang von sich hin grasen,
während wir hektisch über die Autobahn rasen.
Beneidenswert ihr Leben ist,
kein Stress an ihren Nerven frisst.
Und wenn dich jetzt einer Rindvieh nennt,
ist das vielleicht ein Kompliment!

12. Tag: Getreideprodukte, insbesondere aus dem vollen Korn, sind gute Lieferanten von B-Vitaminen und Ballaststoffen

Frühstück
Pro Person 321 kcal

Haferflockenmüsli mit Früchten
5 EL kernige Haferflocken (50 g)
100 g frisches Obst der Saison (Apfel, Birne, Beeren, Orange)
1 TL gehackte Mandeln oder Haselnusskerne (5 g)
100 ml Milch
Süßstoff nach Geschmack

Die Haferflocken in ein Schälchen geben. Die Früchte waschen, je nach Sorte putzen, falls nötig schälen, klein schneiden und zusammen mit den Mandeln oder Nüssen unter die Haferflocken mischen. Die Milch darüber geben und das Müsli nach Geschmack mit Süßstoff süßen.

1. Zwischenmahlzeit
Pro Person 130 kcal

Pumpernickel-Sandwich
1 Scheibe Pumpernickel (50 g)
1 TL Halbfettmargarine (5 g)
2 Scheiben Geflügelaspik (à 20 g)
1 Gewürzgürkchen (25 g)

Die Pumpernickelscheibe dünn mit der Halbfettmargarine bestreichen und mit dem Aspik belegen. Das Gürkchen in Scheiben schneiden und darauf anordnen, das Brot diagonal halbieren und die beiden Dreiecke aufeinander klappen.

2. Zwischenmahlzeit
Pro Person 102 kcal

Frischkäse mit Schnittlauch
1/2 Becher körniger Frischkäse (100 g, 20 % F. i. Tr.)
1 EL Schnittlauchröllchen

Den Frischkäse in ein Schälchen geben und mit Schnittlauch bestreuen.

Mittagessen
Pro Person 318 kcal

Französische Zwiebelsuppe, Banane
100 g Zwiebeln
1 TL Butter (5 g)
2 EL trockener Weißwein
250 ml Fleischbrühe (aus Instantpulver)
2 Scheiben Baguette (à 10 g) oder 1 Scheibe Toastbrot (20 g)
2 EL grob geraspelter Emmentaler oder anderer Schnittkäse (45 % F. i. Tr.)
1 Banane (100 g geschält)

Die Zwiebeln schälen und in feine Ringe schneiden. Die Butter in einem Topf erhitzen und die Zwiebeln darin bei milder Hitze etwa zehn Minuten andünsten, bis sie glasig und weich sind und anfangen, Farbe anzunehmen. Mit Wein ablöschen und die Brühe angießen. Das Ganze zugedeckt weitere fünf Minuten leise köcheln lassen. Die Suppe in eine hitzefeste Suppentasse füllen, das Brot vorsichtig darauf legen und den Käse darüber verteilen. Die Suppe unter dem Grill oder im vorgeheizten Backofen bei 200° C überbacken, bis die Oberfläche goldbraun und knusprig ist. Sofort servieren. Als Dessert die Banane essen.

3. Zwischenmahlzeit
Pro Person 87 kcal

Keksburger mit Ananas
2 Butterkekse (à 5 g)
1 EL Magerquark (25 g)
1 kleine Scheibe Ananas aus der Dose (35 g)

Einen Keks mit Quark bestreichen, die Ananasscheibe darauf legen und mit dem zweiten Keks abdecken. Dazu Kaffee oder Tee trinken.

Abendessen
Pro Person 315 kcal

Gefüllte Kartoffeln mit Kräuterfrischkäse
250 g Kartoffeln (etwa gleich große)
100 g körniger Frischkäse (Rest vom Vormittag)
2 EL Magermilchjoghurt (50 g, 0,2 % Fett)
3 EL fein gehackte frische Kräuter (Schnittlauch, Petersilie, Dill)
1 Stückchen rote Paprikaschote (ca. 50 g)
weißer Pfeffer, Salz
einige Salatblätter zum Anrichten
5 Radieschen zum Garnieren

Die Kartoffeln waschen, abbürsten und knapp mit Wasser im geschlossenen Topf garen. Den Frischkäse mit Joghurt und den Kräutern verrühren. Das Paprikastück waschen, trockentupfen, sehr fein hacken und unter den Frischkäse mischen, das Ganze mit Pfeffer und Salz würzen. Die Salatblätter und die Radieschen waschen und putzen. Einen Teller mit Salatblättern auslegen, die Radieschen in Scheiben schneiden. Die Kartoffeln abgießen, über Kreuz einschneiden, aufbrechen und auf dem Salat anrichten. Den Frischkäse in die Kartoffeln füllen und das Ganze mit Radieschenscheiben garnieren.

4. Zwischenmahlzeit
Pro Person 123 kcal

Orangen-Kiwi-Drink
1 Kiwi (70 g)
200 ml Orangensaft
2 Eiswürfel

Die Kiwi schälen, klein schneiden und das Fruchtfleisch durch ein feines Sieb streichen. Den Orangensaft unterrühren, den Drink in ein Glas mit zwei Eiswürfeln füllen und mit dickem Trinkhalm servieren.

Kalorien (kcal) insgesamt: 1396 kcal

Graust es dir vor Liegestützen,
fürchtest du dich vor dem vielen Schwitzen?
Dann ist Grazing für dich richtig,
denn Schwitzen ist hier gar nicht wichtig.
Nur Ausdauer und Regelmäßigkeit
bringen deinen Körper so weit,
dass er wieder seinen Bedarf erkennt
und überflüssiges Fett verbrennt.
Wo Fett war, ist bald schon Muskulatur,
von Muskelkater gibt's keine Spur.

13. Tag: Milchprodukte schützen und stärken die Knochen, weil sie unsere besten Calciumlieferanten sind

Frühstück
Pro Person 278 kcal

Käsebrötchen und Tomatendrink
1 Roggenbrötchen mit Sonnenblumenkernen (50 g)
1 TL Halbfettmargarine (5 g)
1 Scheibe Emmentaler oder anderer Schnittkäse (25 g, 45 % F. i. Tr.)
200 ml Tomatensaft
1 TL saure Sahne (10 g, 10 % Fett)
Schnittlauch, schwarzer Pfeffer aus der Mühle

Das Brötchen quer durchschneiden, dünn mit der Halbfettmargarine bestreichen und mit den Salatblättern belegen. Den Käse darauf legen und die zweite Brötchenhälfte darüber klappen. Die Tomatensaft in ein Glas geben, einen Klecks saure Sahne darauf setzen und den Drink mit Schnittlauch und Pfeffer bestreuen. Mit dickem Trinkhalm servieren und zum Brötchen reichen.

1. Zwischenmahlzeit
Pro Person 133 kcal

Bananenjoghurt
1/2 Banane (50 g geschält)
150 g Magermilchjoghurt (0,2 % Fett)
1 Spritzer Zitronensaft
Süßstoff
1 TL gehackte Mandeln oder Haselnusskerne

Die Bananenhälfte schälen, klein schneiden und unter den Joghurt mischen. Den Joghurt mit Zitronensaft und Süßstoff abschmecken und die Nüsse darauf verteilen.

2. Zwischenmahlzeit
Pro Person 83 kcal

Suppendrink mit Croutons
200 ml Tomatensaft
etwas Instant-Gemüsebrühe
weißer Pfeffer
Schnittlauchröllchen
1 Scheibe Toastbrot (20 g)

Den Tomatensaft mit fünf Esslöffeln Wasser in einen Topf geben, erhitzen, die Instantbrühe einrühren und das Ganze mit Pfeffer und Schnittlauch abrunden. Das Brot goldbraun tosten, in kleine Würfel streuen und auf der Suppe verteilen. Die Suppe in eine Suppentasse füllen.

Mittagessen
Pro Person 356 kcal

Gemüse-Schinken-Fladen mit Salat
1 Ei (Gew. Kl. M)
2 EL Milch
Salz
1 EL Mehl (ca. 15 g)
1/2 kleine Zwiebel
1 rote Paprikaschote (150 g)
100 g frische Champignons
1 Scheibe gekochter Schinken ohne Fettrand (25 g)
50 g Blattsalat

$^{1}/_{2}$ TL mittelscharfer Senf
weißer Pfeffer
1 EL Zitronensaft
2 EL Magermilchjoghurt (50 g, 0,2 % Fett)
1 EL Sonnenblumenöl

Das Ei mit der Milch, etwas Salz und dem Mehl verquirlen und die Masse bis zur weiteren Verwendung quellen lassen. Die Zwiebelhälfte schälen und fein hacken. Die Paprika und die Pilze waschen, putzen und klein schneiden. Den Schinken in Streifen schneiden. Den Blattsalat waschen, putzen, in mundgerechte Stücke pflücken und mit der Hälfte der Paprikastückchen in eine Schüssel geben. Senf, Pfeffer, Salz, Zitronensaft und Joghurt miteinander verrühren und das Dressing unter den Salat mischen. Das Öl in einer beschichteten Pfanne erhitzen und die Zwiebeln, die restlichen Paprikastückchen sowie die Pilze darin bei milder Hitze anbraten. Die Eiermasse darüber verteilen und stocken lassen. Den Fladen vorsichtig wenden, fertig backen und zusammen mit dem Salat servieren.

TIPP:
Sie können statt der Pilze auch Zucchini, Karotten oder Chinakohl nehmen. Das Gemüse wird grob geraspelt bzw. in feine Streifen geschnitten. Wasserreiches Gemüse wie Tomaten eignet sich nicht.

3. Zwischenmahlzeit
Pro Person 106 kcal

Karotten-Apfel-Rohkost
1 kleiner Apfel (100 g)
150 g Karotten

1 TL Zitronensaft
weißer Pfeffer, Salz, Süßstoff
1 EL Magermilchjoghurt (25 g, 0,2 % Fett)

Den Apfel und die Karotten waschen. Den Apfel vierteln, das Kerngehäuse herausschneiden und die Apfelstücke grob raspeln. Mit Zitronensaft mischen. Die Karotten putzen, abbürsten oder schälen, ebenfalls grob raspeln, dann unter die Apfelraspel mischen. Das Ganze mit Pfeffer, Salz und Süßstoff abrunden und den Joghurt unterrühren.

Abendessen
Pro Person 350 kcal

Räucherforelle mit Brot und Meerrettichcreme
1 Scheibe Roggenvollkornbrot oder Pumpernickel (50 g)
1 TL Halbfettmargarine
1 EL fein gehackter Dill
einige Scheiben Salatgurke
einige Salatblätter
(Kopfsalat, Feldsalat, Frisee, Lollo rossa etc.)
2 EL saure Sahne (50 g, 10 % Fett)
1 EL Magerquark (25 g)
1 EL geriebener Meerrettich aus dem Glas
weißer Pfeffer, Salz
1 geräuchertes Forellenfilet (ca. 100 g)

Das Brot mit der Halbfettmargarine bestreichen und mit Dill bestreuen. Die Gurkenscheiben und Salatblätter auf einem Teller anrichten. Die saure Sahne mit dem Quark und dem Meerrettich verrühren, die Creme mit Pfeffer sowie Salz würzen und als Häufchen auf einem Salatblatt anrichten. Vom Forellenfilet vorsichtig die Haut abziehen, das Filet auf das Brot legen und das Brot auf das Salatbett setzen.

4. Zwischenmahlzeit
Pro Person 94 kcal

Frisches Obst
1 Banane (100 g geschält)

Kalorien (kcal) insgesamt: 1400 kcal

Das Fett ist unser schlimmster Feind,
der es mit Schlankheit nicht gut meint.
Drum meide Fett oder nehme nicht so viel,
das Essen schmeckt trotzdem, und du kommst auch so ans Ziel.
Auch Zucker und Naschwerk sind schwere Kaliber,
verzichte darauf, etwas Obst ist der Taille lieber.
Der Sättigungswert ist ziemlich wichtig,
deshalb ist Pflanzenkost in der Diät ganz richtig.
Dazu reichlich Flüssigkeit trinken,
dann wird das Gewicht allmählich sinken.
Trinke stilles Wasser zum Essen,
die Fettpolster kannst du so bald vergessen.
Stoffwechsel und Nieren haben viel zu tun,
es ist nämlich schlecht, wenn sie zu oft ruhn.
Der Körper soll auf Touren kommen,
nur so wird wirklich abgenommen.

14. Tag: Vegetarisch lebt sich´s gut! Aber nur, wenn Milchprodukte dabei sind!

Frühstück
Pro Person 302 kcal

Brote mit Kräuterquark
100 g Magerquark
2 EL Magermilchjoghurt (50 g, 0,2 % Fett)
3 EL fein gehackte frische Kräuter
weißer Pfeffer, Salz
2 Scheiben Roggenvollkornbrot oder Pumpernickel (à 50 g)
einige Radieschen (50 g) oder 1 kleine Tomate (50 g)

Den Quark mit dem Joghurt glatt rühren, die Kräuter untermischen und das Ganze mit Pfeffer sowie Salz würzen. Den Quark auf die Brote verteilen. Die Radieschen waschen, putzen, in Scheiben schneiden und darauf anrichten.

1. Zwischenmahlzeit
Pro Person 127 kcal

Käseknäcke
1 Scheibe Knäckebrot (10 g)
1 TL Halbfettmargarine (5 g)
1 Scheibe Emmentaler (20 g) oder ein anderer Schnittkäse (45 % F. i. Tr.)

Das Knäckebrot mit der Halbfettmargarine bestreichen und den Käse darauf legen.

2. Zwischenmahlzeit
Pro Person 89 kcal

Heiße Brühe mit Haferflocken und Kräutern
250 ml Gemüsebrühe (aus Instantpulver)
2 EL kernige Haferflocken (20 g)
2 EL fein gehackte frische Kräuter
(Petersilie, Kerbel, Schnittlauch)

Die Brühe aufkochen und die Haferflocken einrühren. Die Suppe vom Herd nehmen, die Kräuter untermischen und die Suppe in eine Suppentasse geben.

Mittagessen
Pro Person 310 kcal

Gemüsepfanne zum Sattessen
1/2 kleine Zwiebel
1 kleine Knoblauchzehe
150 g Zucchini
150 g Karotten
100 g Paprikaschote
2 EL Maiskörner aus der Dose (50 g)
50 g Sojabohnensprossen aus dem Glas (50 g)
1 EL Sonnenblumenöl
weißer Pfeffer, Currypulver, Salz
100 ml Gemüsebrühe (aus Instantpulver)
1 EL kernige Haferflocken (10 g)
2 EL fein gehackte Petersilie

Die Zwiebelhälfte sowie den Knoblauch schälen und fein hacken. Die Zucchini, die Karotten sowie die Paprikaschote waschen und putzen. Die Karotten schälen, dann das gesamte Gemüse fein würfeln oder in dünne, kurze Streifen schneiden. Die Maiskörner und die Sprossen abtropfen lassen. Das Öl in einer beschichteten Pfanne erhitzen und zuerst die Zwiebel und den Knoblauch darin andünsten. Das frische Gemüse dazugeben, unter vorsichtigem Wenden fünf Minuten dünsten, dann mit den Gewürzen sowie mit Salz abschmecken und die Brühe angießen. Das Ganze zugedeckt bei milder Hitze fünf Minuten garen, dann den Mais und die Sprossen untermischen. Die Haferflocken einrühren, die Pfanne vom Herd nehmen und alles zwei bis drei Minuten ausquellen lassen. Mit Petersilie bestreut servieren.

3. Zwischenmahlzeit
Pro Person 128 kcal

Tomaten-Mais-Salat
150 g kleine Tomaten
2 EL Maiskörner aus der Dose (50 g)
1 TL Zitronensaft
Pfeffer, Salz
1 TL Sonnenblumenöl (5 g)
1 EL fein gehackte Petersilie

Die Tomaten waschen, trockentupfen, vierteln, den Stielansatz herausschneiden und die Viertel klein schneiden. Den Mais abtropfen lassen und untermischen. Den Salat mit Zitronensaft, Pfeffer, Salz und Öl anmachen und mit Petersilie bestreuen.

Abendessen
Pro Person 359 kcal

Überbackener Fenchel
300 g kleine Fenchelknollen mit Grün
Salz
2 Stängel Staudensellerie mit Grün (120 g)
1/2 kleine Zwiebel
1 EL Butter (10 g)
etwas Instant-Gemüsebrühe
1 EL saure Sahne (25 g, 10 % Fett)
weißer Pfeffer, geriebene Muskatnuss
2 EL geraspelter Emmentaler oder anderer Schnittkäse (25 g, 45 % F. i. Tr.)
2 Scheiben Baguette (à 10 g)

Den Fenchel und den Staudensellerie waschen, putzen, das Grün abschneiden und grob hacken. Den Fenchel der Länge nach durchschneiden und in Salzwasser etwa fünf Minuten vorgaren. Den Staudensellerie in kleine Stücke schneiden. Die Zwiebelhälfte schälen und fein würfeln. Die Butter in einem Topf erhitzen und die Zwiebel sowie das Gemüsegrün darin andünsten. 75 Milliliter Wasser angießen, die Instantbrühe einrühren. Das Ganze aufkochen lassen, vom Herd nehmen, die saure Sahne einrühren und mit Pfeffer sowie Muskatnuss würzen. Die Fenchelhälften mit der Schnittfläche nach unten in eine hitzefeste Form legen, außen herum die Staudenselleriestücke sowie das Gemüsegrün verteilen. Die Flüssigkeit über das Gemüse verteilen und den Käse darauf streuen. Das Gemüse im vorgeheizten Backofen bei 180° C auf der mittleren Einschubleiste etwa 30 Minuten überbacken. Dazu das Brot servieren.

4. Zwischenmahlzeit
Pro Person 62 kcal

Tomato Mary
150 ml Tomatensaft
50 ml Grapefruit- oder Orangensaft
2 EL Magermilchjoghurt (0,2 % Fett)
1 EL gehackte Petersilie
weißer Pfeffer, Salz
2 Eiswürfel

Die Zutaten gut miteinander verquirlen, den Drink abschmecken und in ein Glas mit zwei Eiswürfeln geben. Mit dickem Trinkhalm servieren.

Kalorien (kcal) insgesamt: **1377** kcal

Die zweite Woche ist nun vorbei,
du fühlst dich fit und richtig frei.
Befreit von überflüssigem Gewicht,
genervt bist du deshalb ja nicht.
Weil Grazing ohne Stress viel bringt
und Abspecken ganz leicht gelingt.
Weil kleine Snacks dich nicht belasten
Und besser sind als totales Fasten.
Weil dein Alltag wieder bewegter wird
Und man täglich etwas mehr Fitness spürt.
Beim Grazing kommt's auf drei Dinge an,
dass man sich bewegen, oft essen und satt werden kann.
Gemütlich und stressfrei wie bei den Weidetieren
Gelingt es, mit Grazing Gewicht zu verlieren.

4. JETZT SCHLÄGT ES DREIZEHN!

Das komplette 13-Punkte-Grazing-Workout: Bewegung für alle Körperpartien

Leichte Übungen für jede Körperpartie, mit Steigerungsmöglichkeiten: für die Lockerung der Muskulatur, für Bauch, für Busen, für Arme, Beine Po, gegen Hüftspeck, für Taille und für die allgemeine Kondition. Gewöhnen Sie sich an, jeden Tag mindestens zehn Minuten Gymnastik zu machen. Das ist nicht viel, bringt aber viel!

Bewegung ist unbedingt wichtig für mehr Fitness und eine gute Figur. Selbst wenn sie nicht mehr zu den Jüngsten gehören und sich mit ein paar Pölsterchen im Bereich des leichten Übergewichts befinden, bringt Ihnen ein regelmäßiges Bewegungstraining mehr Wohlbefinden und Ihrem Auftreten den sportiven Touch. Gewöhnen Sie sich daher an, Ihrem Körper täglich etwas Bewegung zu gönnen: Muskeln dehnen, den Körper lockern, aufwärmen, die Atmung verbessern und vieles mehr. Das alles funktioniert prima ohne Schwitzen und Muskelkater! Neben den Übungen zu Hause gibt es vieles, was Sie im Büro, unterwegs im Zug, im Flugzeug, während einer Autorast oder beim Spazierengehen machen können. Durch diese Übungen nehmen Sie zwar nicht ab, aber Sie trainieren Muskelpartien, die bisher eingeschlafen waren und Sie unbeweglich, unfit und behäbig aussehen ließen. Jetzt, wo Sie mit Grazing bestimmt etwas abgenommen haben, sollten Sie auch fitter auftreten. Das passt gut zusammen. Bewegen Sie sich, gehen Sie tanzen, schließen Sie sich einem Verein an, lassen Sie Ihren Körper sehen! Beim Sport, im neuen Outfit (bitte einen pfiffigen Schnitt wählen und bloß keine langweiligen Farben!)

und vielleicht auch mal mit einer anderen Frisur? Zu einem neuen Körpergefühl gehört, dass Sie es anderen vermitteln. Sie werden staunen, wie gut Sie ankommen, wie man Sie bewundert. Schon ein paar Kilo weniger geben Ihnen Mut für einen neuen Auftritt!

1. Kopf / Hals

Kopfkreisen

Lassen Sie den Kopf von links nach rechts und umgekehrt langsam kreisen. Er sollte richtig auf den Schultern »rollen«. Schließen Sie dabei die Augen, es könnte Ihnen sonst leicht schwindelig werden. Die Übung trainiert die Hals- und Nackenmuskulatur und beugt Verspannungen in diesem Bereich vor. Prima für alle, die täglich viele Stunden am Computer arbeiten! Jede Richtung fünfmal. Allmählich steigern, bis Sie zehnmal in jede Richtung erreichen.

Kopf drehen / Kopf nicken

Drehen Sie den Kopf nach rechts und links, so weit es geht, wie beim Neinsagen. Dann nicken Sie wie beim Jasagen. Der Kopf sollte möglichst weit in die entsprechende Richtung (rechts – links, auf – ab) bewegt werden.

2. Schulterbereich

Achselzucken

Heben Sie die Achseln so hoch wie möglich, am besten Sie versuchen, die Ohrläppchen zu berühren. Erst beide Achseln gleichzeitig, dann abwechselnd rechts und links. Pro Seite zehnmal. Allmählich steigern bis zwanzigmal pro Seite.

Schultern kreisen
Die Schultern möglichst hoch ziehen und abwechselnd langsam kreisen. Fünfmal vorwärts, fünfmal rückwärts, allmählich steigern bis 15-mal in jede Richtung.

SO SCHWER IST EINE SCHACHTEL ZÜNDHÖLZER!
Nehmen Sie eine Schachtel Zündhölzer in die Hand und strecken Sie den Arm seitlich waagerecht aus.
Halten Sie die Schachtel in dieser Position ganz ruhig, so lange Sie können.
Wetten, dass Sie nicht mal fünf Minuten schaffen, denn sie wird immer schwerer!
Danach Arm ausschütteln, lockern und Arm wechseln.

3. Oberarme

Arme ausstrecken
Arme seitlich waagerecht ausstrecken und die Hände auf und zu machen. Die Übung 20 Sekunden lang machen, dann die Arme ausschütteln und die Übung wiederholen. Jeden Tag um fünf Sekunden steigern, bis die Arme 60 Sekunden gestreckt gehalten werden können.

4. Busen

Händedrücken
Die Arme anwinkeln, seitlich waagerecht ausstrecken, die Hände vor dem Kinn falten und kräftig gegeneinander drücken. Dabei wird die Brustmuskulatur angespannt. Diese Stellung zehn Sekunden halten, dann locker lassen, Arme ausschütteln und die Übung zweimal wiederholen.

Arme federn
Die angewinkelten Arme gleichzeitig waagerecht nach hinten drücken, nachfedern, dann nach vorne führen, die Hände falten, dann wieder nach hinten federn. Das sollten

Gewähre Erholung:
Der Acker, der sich erholt, gibt reichlich, was er dir schuldet, zurück.
Ovid

Sie zehnmal durchführen, dann täglich nach Belieben steigern. Danach gut ausschütteln und durch Schulterkreisen die Muskeln lockern.

5. Taille

Bauchtanz
Arme seitlich waagerecht ausstrecken und dabei die Beine hüftbreit auseinander stellen. Das Becken rechts- und linksherum kreisen lassen, den Oberkörper samt Schultern möglichst gerade lassen. Das Becken auch nach vorne und hinten schieben. Die Kreisbewegungen sollten Sie so groß wie möglich machen.

WISSENSCHAFTLICH BEWIESEN: SEX HÄLT FIT!
Seinen Körper mögen, den des Partners annehmen, das sind wichtige Voraussetzungen für guten Sex und für eine harmonische Beziehung. Sex hält fit und jung – und kann eine Diät wirksam unterstützen, sogar schlank machen. Denn Sex verbraucht viele Kalorien, vermittelt Vertrauen, Glück und Zufriedenheit und stärkt das Selbstwertgefühl. Auch das ist wichtig für das Durchhalten einer Diät.
Lassen Sie Ihr Sexualleben wieder aufleben, genießen Sie es mit einem neuen wohligen Körpergefühl.

Füße berühren
Aufrecht hinstellen, Beine durchgestreckt. Dann sollten Sie versuchen, mit den Fingerspitzen den Boden zu erreichen. So weit es geht hinunterbeugen. Das Ganze täglich steigern.

Knöchel berühren
Aufrecht hinstellen, Beine gegrätscht. Führen Sie nun Ihre rechte Hand rechts zum rechten Knöchel herunter, so weit es geht. Dann sollten Sie diese Stellung einige Sekunden und wiederholen Sie dasselbe links.

Führen Sie diese Übung fünfmal durch. Nun versuchen Sie, abwechselnd mit der rechten Hand den linken Knöchel zu erreichen und mit der linken Hand den rechten Knöchel – diese Variante dreimal auf jeder Seite.

6. Hüftbereich

Hüftkreisen
Hinstellen, Beine hüftbreit auseinander stellen, Arme auf die Hüften stützen. Die Hüfte in großen Kreisen links- und rechtsherum bewegen. Dabei sollten Sie die Schultern möglichst gerade lassen. In jede Richtung fünf Kreise, das Ganze von Tag zu Tag langsam steigern. Am besten klappt das mit Musik!

> ***TANZ' MAL WIEDER!***
> ***Mit Musik geht alles besser! Deshalb drehen Sie zu Hause öfter mal ein Tänzchen mit Ihrem Partner. Legen Sie lustige, flotte Musik auf – das hebt die Laune und macht munter. Abends kann es dann gemütlicher zugehen. Machen Sie doch mal einen Tanzkurs zur Auffrischung!***

7. Bauch

Rudern
Hierfür müssen Sie sich auf den Boden setzen. Die Beine ausstrecken, etwa 15 Zentimeter hoch anheben und die Knie zum Oberkörper heranziehen. Dabei die Arme wie beim Rudern mitnehmen.

Bauch anspannen
Setzen Sie sich wie bei obiger Übung auf den Boden. Hier sollten Sie die gestreckten Beine etwa 15 Zentimeter hoch vom Boden anheben, die Arme seitlich ausstrecken und diese Position zehn Sekunden halten. Danach Beine ablegen, ausschütteln und die Übung wiederholen – insgesamt

fünfmal. Versuchen Sie, die Übung täglich um zwei Sekunden zu steigern.

Oberkörper kreisen
Aufrecht hinstellen, Beine leicht gegrätscht halten, Arme in die Taille stützen. Der Oberkörper bewegt sich in möglichst großen Kreisen links- und rechtsherum, das Becken bleibt dabei möglichst gerade. Sie sollten die Übung in jeder Richtung fünfmal durchführen, dann täglich steigern.

LUFTBALLONJAGD
Wieder ein tolles Bewegungsspiel für unsere kleinen Wonneproppen. Luftballons aufblasen und zubinden. Auf ein Kommando müssen die Kinder die Ballons mit Händen und Füßen in die Luft befördern und sie möglichst in der Luft halten. Die Ballons sollten nicht den Boden berühren. So sind die Kinder dauernd in Bewegung, laufen und springen. Je mehr Kinder (und Erwachsene natürlich) mitmachen, umso mehr Ballons sollten eingesetzt werden.

8. Po

Po straffen (1)
Bei dieser Übung pressen Sie die Pobacken so oft wie möglich zusammen und halten die Muskelanspannung einige Sekunden. Das können Sie gut beim Spazierengehen machen. Zwischendurch immer wieder stehen bleiben und die Pomuskeln anspannen. Für einen straffen Po sorgen außerdem Wechselduschen.

Po straffen (2)
Hierzu stellen Sie sich aufrecht hin, grätschen Sie die Beine leicht und fahren mit den Händen an der Außenseite der Beine so weit wie möglich zum Knöchel herunter – dabei bleiben die Knie durchgestreckt. Erst rechte Seite, dann die linke. Jede Seite fünfmal, danach täglich steigern. Die Grätsche der Beine allmählich verengen, bis die Beine gerade

nebeneinander stehen. Die Hände erreichen dann nur noch das Knie. Die Übung strafft nicht nur den Pobereich, sondern auch die Taille und die Hüftmuskulatur.

AUF DER ÜBERHOLSPUR
Beim Spazierengehen mit dem Partner oder der Familie einen flotteren Gang einlegen. Jeder muss versuchen, den anderen immer wieder zu überholen, egal ob rechts oder links. Das ist lustig, macht warm und ist ideal bei kaltem Wetter.

9. Oberschenkel

Fahrradfahren in der Luft
Auf den Boden legen, Knie anwinkeln und in der Luft »Fahrrad fahren«. Vorwärts und rückwärts treten, so lange es Spaß macht. Kurze Pausen einlegen, durchatmen, dann »weiterradeln«.

10. Beine

Wassertreten
Stellen Sie sich vor, waden- bis kniehoch in einem Wasserbecken zu stehen. Heben Sie abwechselnd das rechte und linke Bein hoch und treten Sie auf die (nicht vorhandene) Wasserfläche. Jedes Bein zehnmal. Steigern Sie die Übung bis zu 20-mal pro Bein. Noch effektiver ist die Übung, wenn Sie tatsächlich in einem Becken mit Wasser stehen. Die Übung können Sie auch prima in einer Kneipp'schen Wassertretanlage machen. Sie tut dem Kreislauf sehr gut.

Auf der Stelle laufen
Laufen Sie auf der Stelle in mäßigem Tempo. Dabei zuerst die Füße bei jedem »Schritt« stets kurz vom Boden abheben, dann die Zehen auf dem Boden lassen und nur die Fersen anheben. Zwischendurch ausschütteln, gut durchatmen, dann nach Belieben das Ganze wiederholen.

11. Rücken

Füße fassen

Auf den Boden setzen, Beine vor dem Körper ausgestreckt. Versuchen Sie die Füße an den Zehen zu fassen. Wenn Sie nicht so weit hinunterkommen, fassen Sie die Waden und versuchen jeden Tag eine kleine Steigerung. Die Stellung einige Sekunden halten, dabei den Rücken rund machen, dann lockern und wiederholen – die Übung insgesamt fünfmal durchführen.

SEILHÜPFEN

Das macht Kindern besonders viel Spaß. Hierfür braucht man ein Hüpfseil in der richtigen Länge. Im Sportgeschäft berät man Sie gerne. Hüpfen Sie mal um die Wette und stellen Sie eine Sanduhr oder Stoppuhr auf. Wer schafft die meisten Hüpfer in 60 Sekunden? Dann kann man den Schwierigkeitsgrad allmählich steigern, mit »Zwischenhüpfer« oder ohne, vorwärts, rückwärts etc. Mit einem besonders langen Seil kann man auch zu dritt trainieren: Zwei halten und schwingen das Seil, der Dritte ist in der Mitte und springt im Takt. Prima auch mit Musik!

Ellbogen zum Knie

Auf den Boden setzen, Beine vor dem Körper ausgestreckt. Hände hinter dem Kopf zusammennehmen und mit dem rechten Ellbogen zum rechten Knie herunterfahren, mit dem linken zum linken Knie. Dann abwechselnd rechter Ellbogen in Richtung linkes Knie und umgekehrt. Versuchen Sie, so weit wie möglich hinunterzukommen und jeden Tag ein paar Zentimeter mehr zu schaffen. Jede Seite fünfmal. Danach gut ausschütteln und lockern.

Katzenbuckel

Ausgangsstellung ist die »Bank«, das heißt, Sie sollten sich auf den Boden knien und mit den Händen vorne abstützen. Nun den Rücken durchhängen lassen (Hohlkreuz), kurz halten, dann einen Buckel machen (runder Rücken), wiederum kurz halten. Diese Übungen wiederholen, jede Stellung dreimal. Danach Schultern lockern.

12. Hände / Finger

Greifen

Arme seitlich waagerecht ausstrecken und die Hände auf- und zumachen. Hände nach oben strecken und wiederum auf- und zumachen. Dann drehen (Handflächen zeigen nach hinten) und auf- und zumachen. Nun die Hände nach unten richten und auf- und zumachen. Jede Position zehnmal.

Kreise ziehen

Hierzu sollten Sie die Arme seitlich waagerecht ausstrecken und mit den Armen kleine Kreise vorwärts beschreiben. Größer werden und schließlich die Arme »durchziehen«, bis es anfängt zu kribbeln. Das Ganze mit entgegengesetzten Kreisen wiederholen. Man kann dabei auch schneller werden. Die Hände müssen nach der Übung warm und rot sein! Verbessert die Durchblutung und hilft gegen kalte Hände!

13. Füße / Zehen

Hüpfen

Auf der Stelle hüpfen, zuerst Beine geschlossen, dann leicht gegrätscht und wieder zusammen, dann Schrittstellung. Es folgt das »Wedeln« wie beim Skifahren (vom Standpunkt aus nach rechts und

> ***Je gesünder und kräftiger aber der menschliche Leib ist, umso frischer und leistungsfähiger wird auch der Geist sein.***
>
> **Sebastian Kneipp**

links hüpfen). Dann vorwärts und rückwärts hüpfen. Das Ganze dauert etwa zwei Minuten lang. Ausschütteln, lockern. Geht prima mit Musik!

5. GLOSSAR

Abnehmen
Wird auch Abspecken genannt und gehört zu den Themen, die Frauen am meisten interessieren, über die sie aber am wenigsten reden wollen, wenn sie es nicht schaffen.

Bauch
Bezeichnet die vordere mehr oder weniger pralle oder schwabbelige Partie des Körpers, die viele Menschen daran hindert, den Zeiger der Waage zu sehen. Deshalb wissen viele gar nicht, wie viel sie wiegen.

Cellulitis
Auch Orangenhaut genannt. Das sind Veränderungen im Bindegewebe, die vor allem durch Fetteinlagerungen und mangelnde Muskelmasse entstehen. Das Gewebe wird schwabbelig und schwammig. Abhilfe schaffen gezieltes Training der Körperpartien und Bürstenmassagen.

Dick
Diese Eigenschaft will keiner haben, doch fast jeder Zweite hat sie. Gegen das Dickwerden und Dicksein hilft nur eine Ernährungsumstellung und mehr Bewegung.

Dünn
Ist das Gegenteil von dick. Krankhaftes Dünnsein nennt man auch Magersucht. Dahinter stecken meist psychische und familiäre Probleme.

Entschlacken / Entwässern

Das ist der »Hausputz« für den Körper! Durch gezieltes Fasten oder durch Reistage wird der Körper von »Schlackenstoffen« befreit. Entschlackungs- und Entwässerungstage sind kochsalzfrei und reich an kalorienarmer Flüssigkeit.

Fettgewebe

Ist über den ganzen Körper verteilt, an manchen Stellen jedoch besonders ausgeprägt. Man nennt es auch »Pölsterchen«. Meist befinden sie sich im Bereich von Hüfte, Bauch, Po und Oberschenkeln. Aber auch die weibliche Brust besteht aus Fettgewebe.

Figur

Das ist die Körperform des Menschen. Sie wird geprägt vom Knochenbau, der Verteilung und der Menge des Fettgewebes und der Muskulatur.

Grazing

Gemütliches Grasen. Lieblingsbeschäftigung der Weidetiere. Lässt sich auch auf den Menschen übertragen und bedeutet, öfter eine kalorienarme Kleinigkeit zu essen und dabei stressfrei abzunehmen.

Hunger

Bezeichnet das zermürbende Gefühl, das entsteht, wenn man längere Zeit nichts gegessen hat. Es geht einher mit Misslaune, Gereiztheit, Frösteln und Leistungsabfall. Er ist vermeidbar durch Grazing bzw. durch viele kleine Mahlzeiten.

Joggen

Eine beliebte Laufsportart für jedermann. Joggen sollte man am besten auf weichem, leicht federndem Untergrund. Ideal ist Joggen im Wald. Regelmäßiges Joggen verbessert die allgemeine Kondition und stärkt die Abwehrkräfte.

Körpergewicht

Das Gewicht in Kilogramm, das man ohne Kleidung und Schuhe auf die Waage bringt.

Light-Produkte

Ein Produktsegment, das Schlankheit verspricht, dessen Konsum aber nichts an Ernährungsfehlern und falschen Gewohnheiten ändert. Light-Produkte sind zuckerreduziert (stattdessen Süßstoff) und / oder fettreduziert (für die cremige Konsistenz sorgen oft Bindemittel). Auch alkoholreduzierte Biere zählen zu den Light-Produkten. Die einzig sinnvollen Light-Produkte sind Halbfettmargarine / Halbfettbutter und alternativ zum normalen Bier alkoholarme Biersorten. Letzteres wird jedoch in erster Linie wegen der Promillegrenze im Straßenverkehr getrunken, weniger aus Sorge um die schlanke Linie.

Muskulatur

Das Gegenteil von Fettgewebe. Muskulatur erzielt man hauptsächlich durch regelmäßigen Sport und nicht allein durch die Ernährung. Wer viel Sport treibt, kann durch gezielte Ernährung die Muskelbildung noch fördern. Solche Muskelprotze sind heute aber »out«.

Nulldiät

Das ist absolutes Fasten. Erlaubt ist nur Wasser oder Mineralwasser. Nulldiäten sollen nur kurzfristig und möglichst unter ärztlicher Kontrolle durchgeführt werden. Die Gewichtsverluste liegen in den ersten drei bis vier Tagen bei rund 350 Gramm pro Tag bei der Frau und bis zu 450

Gramm beim Mann – es sind allerdings hauptsächlich Wasserverluste. An die Fettpolster geht es erst ab dem vierten Fastentag.

Oberweite

Die mehr oder weniger üppige Anhäufung von Fettzellen im weiblichen Oberkörperbereich, auch Busen genannt. Bei Schlankheitskuren nimmt normalerweise auch die Oberweite ab, weil die Fettzellen schrumpfen. Damit das Brustgewebe aber nicht schlaff wird, sind regelmäßige gymnastische Übungen angebracht, die die Brustmuskulatur stärken.

Ping-Pong-Effekt

Wird auch Jo-Jo-Effekt genannt und meint das ständige Rauf und Runter des Gewichts. Nach einer erfolgreichen Diät nimmt man rasch wieder zu, wenn man »normal« isst. Denn der Körper hat sich während der Diät auf kleine Kalorienmengen eingestellt und speichert jede Kalorie mehr in Fettpolstern. Das Gewebe wird dadurch schwabbelig. Vermeidbar ist dies durch eine konsequente Ernährungsumstellung und regelmäßiges Bewegungstraining.

Quellvermögen

Das Wasseraufnahmevermögen von Ballaststoffen. Je mehr Wasser ein ballaststoffreiches Nahrungsmittel aufnehmen kann, desto besser ist sein Sättigungswert und desto besser die Anregung der Darmtätigkeit. Zu ballaststoffreicher Kost sollten Sie deshalb stets viel trinken, damit die Stoffe richtig quellen können. Diese nehmen an Volumen stark zu, füllen den Darm und regulieren auf sanfte Weise die Darmtätigkeit. Ein hohes Quellvermögen haben zum Beispiel Hafer- und Weizenkleie.

Rhythmus

Dazu kann man auch »Takt« sagen. Gemeint ist hier der Ablauf von Vorgängen in der Natur, der Wechsel von Zuständen nach einem bestimmten biologischen Programm. Jeder Mensch hat einen Tagesrhythmus, der unter anderem auch von den Mahlzeiten bestimmt wird, jeder Organismus seinen Biorhythmus. Die Erde hat einen kosmischen Rhythmus, dessen Bestandteil unter anderem der Wechsel von Tag und Nacht ist, der Wechsel der Jahreszeiten etc. Wenn unser Biorhythmus auf Dauer gestört wird, können wir krank werden.

Speckröllchen / Speck

Lästige Fettpolster vor allem im Rippen-, Taillen- und Hüftbereich, die bei eng anliegender Kleidung und im Badedress besonders hervortreten.

Taille

Die Körpermitte. Sie sollte die schlankste Stelle des Rumpfes sein. Menschen vom »Apfeltyp« sind an dieser Stelle besonders üppig und rund, die »Birnentypen« dagegen haben eine schlankere Taille, dafür ist der Hüft- und Po-Bereich ausgeprägter gerundet. Birnentypen haben ein geringeres Risiko, Herz-Kreislauf-Probleme zu bekommen.

Übergewicht

Es liegt über dem Normalgewicht und sollte auf jeden Fall im Auge behalten werden, damit es nicht behandlungsbedürftig wird. Leichtes Übergewicht von bis zu zehn Prozent über »normal« ist durchaus tolerierbar. Übergewicht ab 20 Prozent über »normal« ist behandlungsbedürftig.

Untergewicht

Beginnt ab 20 Prozent unter dem Normalgewicht. Untergewichtig sind viele grazile Hochleistungssportlerinnen und

Magersüchtige. Bei untergewichtigen Mädchen und Frauen kommt es in den meisten Fällen nicht mehr zum Eisprung bzw. zur Monatsblutung.

Vorbeugen

Maßnahmen, die die Entstehung von Problemen wie Übergewicht oder Krankheiten verhindern. Vorbeugen kann jeder selber, es ist meist ganz einfach und spart Krankheitskosten.

Wohlfühlgewicht

Der Begriff wird oft als »Ausrede« bei Übergewicht gebraucht. Viele übergewichtige Menschen behaupten, sich mit ihrer Körperfülle wohl zu fühlen, und sehen deshalb keine Notwendigkeit darin, abzunehmen.

Zunehmen

Ist leichter als Abnehmen, aber für Menschen, die zu den »schlechten Futterverwertern« gehören, trotzdem schwierig. Wer zu dünn ist und gerne etwas mehr auf den Rippen haben möchte, sollte wie beim »Grazing« öfter kleine Mahlzeiten essen, die jedoch mehr Kalorien haben dürfen. Auch ist hier zwischendurch mal ein Stück Kuchen oder ein Eis mit Sahne erlaubt.

Zwischenmahlzeiten

Kleine, leichte Snacks, die man zwischen den Hauptmahlzeiten isst. Beim Grazing unverzichtbar!

6. LITERATURVERZEICHNIS

Deutsche Gesellschaft für Ernährung: Ernährungsbericht 1992, 1996, 2000, Frankfurt / Main

Frey, Ulrich H.: Die richtige Anekdote, Wissen-Verlag, Herrsching 1991

Münzinger-Ruef, Ingeborg: So heilt die Natur, Heyne-Verlag, München 1983

Puntsch, Eberhard: Das richtige Zitat, Wissen-Verlag, Herrsching 1991

Schröder, Marion von: Die allerschönsten Geistesblitze, Econ-Ullstein-List-Verlag, München 2002

Statistisches Bundesamt: Mitteilung für die Presse vom 20.12.2000 per Internet

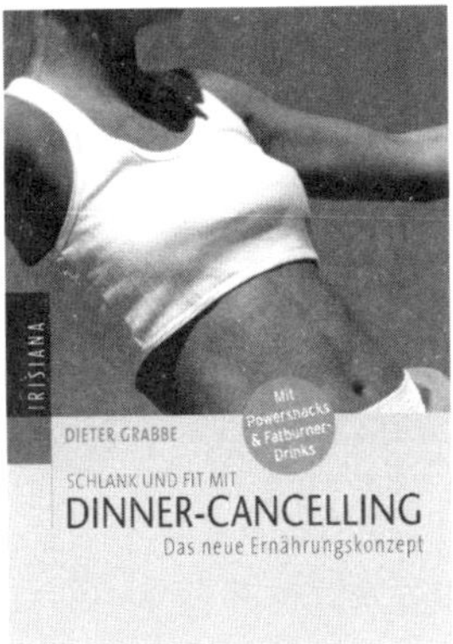

Dieter Grabbe

Schlank und fit mit Dinner-Cancelling

Das neue Ernährungskonzept

112 Seiten, Festeinband, ISBN 3-7205-2362-4

»DAS ABENDESSEN ÜBERLASSE DEINEN FEINDEN.«
ALTE CHINESISCHE WEISHEIT

Raus aus der Diätfalle! Das Geheimrezept für mehr Power und weniger Pfunde heißt Dinner-Cancelling. Ein Ernährungskonzept, das gesundes Abnehmen leicht macht, Energie und gute Laune fördert und dabei auch noch jung hält. Im Fernen Osten weiß man schon lange, dass der Verzicht aufs Abendessen das Beste ist, will man seinem Körper etwas Gutes tun. Eine ausgewogene Ernährung bis 17 Uhr, vitaminreiche Powersnacks und die richtigen Getränke für den Abend: das stärkt das Immunsystem und dreht die biologische Uhr zurück. Die Pfunde purzeln dabei wie von selbst. Welche Dinner-Cancelling-Varianten es gibt und wie Sie sie praktisch umsetzen, zeigt Ernährungsexperte Dieter Grabbe anschaulich mit vielen Tipps und Rezepten.
Das Powerprogramm für eine schlanke Linie und das ideale Anti-Aging-Konzept.

IRISIANA

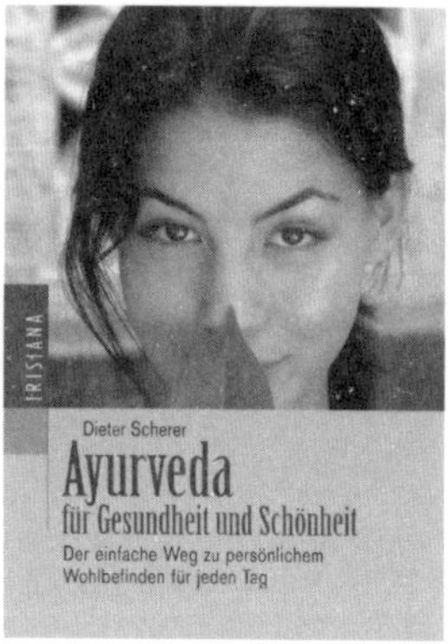

Dieter Scherer

Ayurveda für Gesundheit und Schönheit

Der einfache Weg zu persönlichem Wohlbefinden für jeden Tag

132 Seiten, (Einband), ISBN 3-7205-2363-2

AYURVEDA FÜR JEDEN TAG

Im Einklang mit den eigenen Energien leben – darin liegt das Geheimnis von Gesundheit, Schönheit und Wohlbefinden. Der Ayurveda-Experte Dieter Scherer vermittelt die unverfälschten Prinzipien dieser sanften und effektiven Heilkunst auf leichte und unkomplizierte Weise: mit Checklisten für jeden Konstitutionstyp, wertvollen Tipps für Haut- und Körperpflege, ayurvedischen Rezepten und zahlreichen Ratschlägen für kleine Alltagsbeschwerden.

Ein einfaches und anschauliches Praxisbuch zum traditionellen Ayurveda für Ihre Gesundheit und Schönheit.

IRISIANA